JN046395

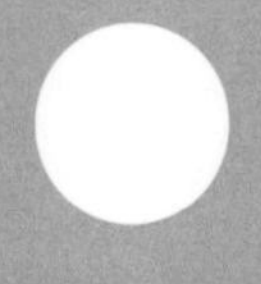

看取り難民にはなりたくない

最期まで美味しくビールを飲むために

西本真弓 著

阪南大学叢書 122

晃洋書房

まえがき

あなたは、人生の最期をどこで迎えたいですか。一昔前であれば、「畳の上で死ぬ」という言葉通り、自宅で家族に見守られながら最期を迎えるケースがみられましたが、今は、ほとんどの人が病院で最期を迎えています。病院は治療を目的としていますから、病院に入院した患者には年齢に関係なく、様々な検査、治療などが施されることになります。

ここで問題になるのが高齢者の医療費です。高齢者にかかる医療費は元気な若者と比較するとどうしても高額になります。1人の人が生涯で必要となる平均医療費がどの程度かを推計したものを生涯医療費といいますが、2019年度の生涯医療費（男女計）は2800万円と推計されています。そして、生まれてから70歳未満までに、その半分の1400万円が医療費としてかかり、70歳以降の人生において残りの1400万円が医療費としてかかると試算されています[1]。つまり、生涯医療費の半分が人生の終盤に使われるということです。医療費は自己負担分もありますが、大半は公費や保険料により賄われています。つまり、70歳以上の高齢者の医療費が高額ということは、公費や保険料からの支払い分も高額になるということを意味しています。そして、日本は2040年に死亡者数がピークを迎えるといわれており、国全体でみた公費や保険料からの支払い分は２０４０年にかけてかなりの金額になることが予想されます。図1の「医療・介護費の将来見通し」をみると、２０１８年度の医療・介護費は56兆８０００億円ですが、２０４０年度では１０３兆９０００億〜１０５兆９０００億円と２０１８年度の2倍弱の金額になると予測されています。当然、公費や保険料からの負担金額も2倍弱に増えることになります。

ずいぶん前から少子化が問題になっている日本では、生まれてくる子どもが少ないことから、少ない現役世代で多くの高齢者を支えなければなりません。65歳以上人口と15〜64歳人口の比率を見ると、１９５０年には65歳以上の者１人に対して現役世代（15〜64歳の者）が10人いたのに対して、２０１５年には65歳以上の者１人に対して現役世代は２・１人です。今後も、高齢化率の上昇、現役世代の割合の低下は続き、２０５０年には、65歳以上の者１人に対して現役世代は１・２人という比率になると推計されています[2]。つまり、日本はこの先、働き、税金を支払い、健康保険料も納めてくれる労働力人口はどんどん少なくなっていくが、２０４０年に向けて死亡者数が多くなるため、終末期にかかる医療・介護費はどんどん増えていくという状況に置かれているのです。終末期医療費の増大、これは今、日本において大きな課題となっています。

こうした状況の中、日本は終末期医療費の抑制を目的に、在宅医療の促進に舵を切り、病院の病床数の削減を行っています。死亡者数がピークを迎える２０４０年頃はマンパワーが足りず、医療現場

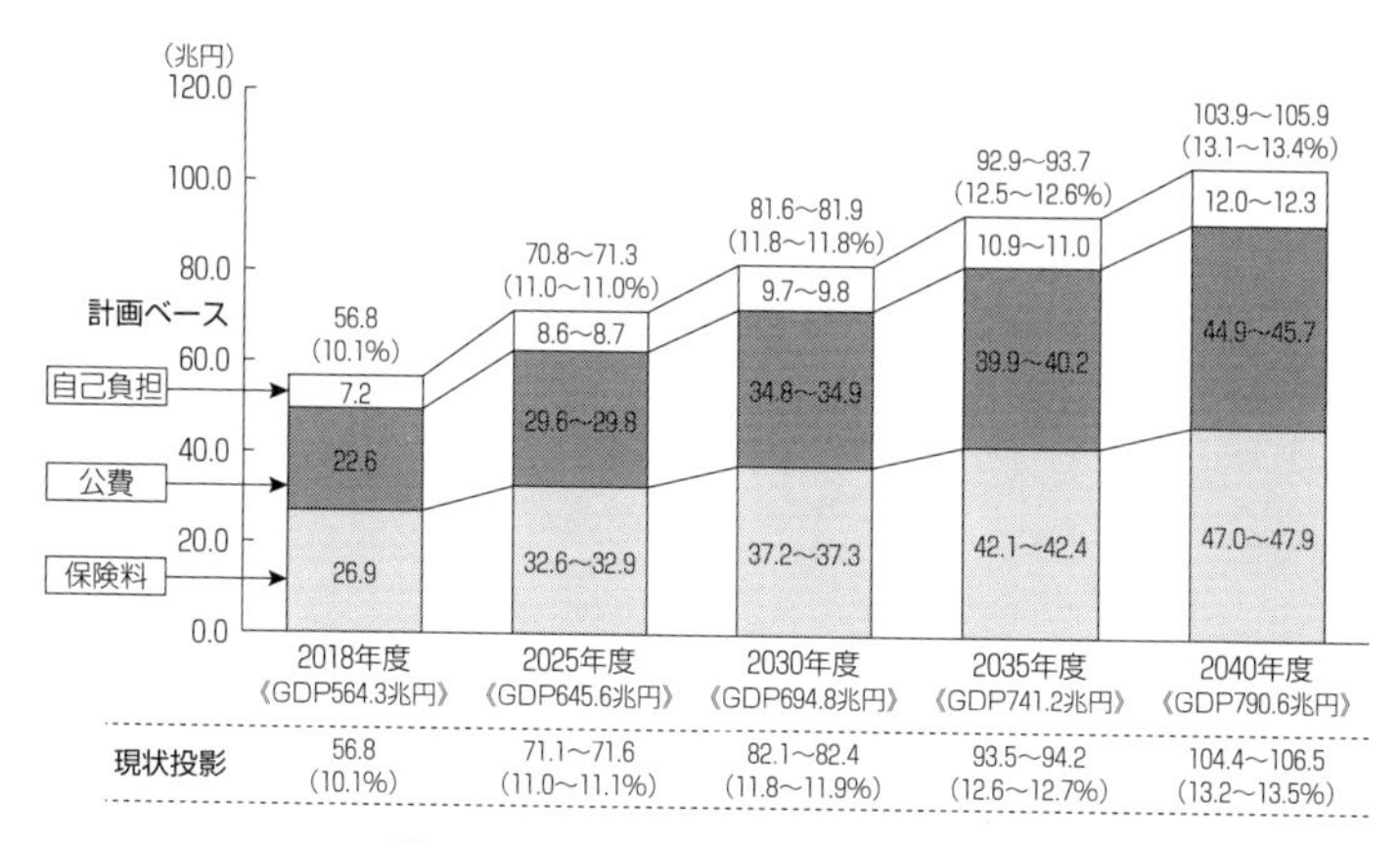

図１　医療・介護費の将来見通し

（注１）内閣官房・内閣府・財務省・厚生労働省「2040年を見据えた社会保障の将来見通し（議論の素材）」（平成30年５月21日）に対応した医療・介護費の合計額の将来見通しである．なお，ここでいう医療費は国民医療費であり，介護費は介護（予防）サービスに係る費用のほか，地域支援事業（総合事業に係る本人負担分も含めて推計している．）に係る費用も含む．

（注２）「計画ベース」は，地域医療構想，医療費適正化計画，介護保険事業計画を基礎とした見通しである．「現状投影」は，現状の年齢別受療率・利用率を基に機械的に計算した将来の患者数や利用者数に基づく見通しである．仮に，計画ベースを現状投影と比べると，医療費が少ない（2040年度で▲1.8兆円程度）一方，介護費が多く（2040年度で＋1.3兆円程度）なっており，疾病や状態像に応じてその人にとって適切な医療・介護サービスが受けられる社会の実現を目指す現在の取組みを反映したものとなっている．なお，介護保険事業計画において，地域医療構想実現に向けたサービス基盤の整備については，例えば医療療養病床から介護保険施設等への転換分など，現段階で見通すことが困難な要素があることに留意する必要がある．

（注３）ここでいう公費には，生活保護制度における介護扶助や生活扶助から介護保険制度に充てられる公費を含まない．

（注４）「計画ベース」「現状投影」いずれも，経済ベースラインケースに基づく数値．医療の単価の伸び率の仮定は２通り設定しており，① 経済成長率×$\frac{1}{3}$＋1.9%−0.1%，② 賃金上昇率と物価上昇率の平均＋0.7%，としている．

（出所）厚生労働省（2018）「2040年を見据えた社会保障の将来見通し（議論の素材）」等について（https://www.mhlw.go.jp/content/12600000/000536590.pdf，2022年９月13日閲覧）．

が手薄になるのではないか、このままでは「看取り難民」が出てしまうのではないか、そして筆者は、なぜかこの辺りで終末期を迎えそうな、そんな年代ではないかと嫌な予感が頭をよぎります。終末期医療の問題は、これから死を迎える人だけの問題ではなく、最期を支える家族、そして医療や介護の現場、広くは国民みんなが抱える課題だと思います。在宅医療を含めた終末期医療のこれまでの経緯や現状、そして未来における課題と解決策の提案などを多くの方にお伝えできればと思い、本書を執筆しました。

ところで、冒頭のどこで人生の最期を迎えたいですかの問いに対して、筆者は在宅で最期を迎えるのも悪くはないと考えています。自分の最期を意識するタイミングは人それぞれ、どういうイメージなのかも人それぞれだと思いますが、最期を迎える場所、これは重要ポイントだと思います。最期を迎える場所によって最期の迎え方は大きく変わるからです。

具体的には、病院で最期を迎えたいのか、在宅で迎えたいのかによって、最期のあり様は大きく異なると思います。病院の場合、病状の急変があっても24時間体制で対応してもらうことができます。医療機器が整っているので手厚い手当を受けることができますし、家族介護の負担も少なくなります。一方で、病院では、やはりＱＯＬ（「Quality of Life（クオリティ・オブ・ライフ）」の略で、「生活の質」を指す）が低下します。病院のルールに従って生活することになりますから、毎日の生活の自由度が低く、食べたいもの、やりたいことに制限がかかるからです。

筆者は30代後半に両股関節の手術を受け、トータルで約6カ月間の入院生活を送ったのですが、入院中のある日、事件が起こりました。入院していた病棟のごみ箱にビールの空き缶が捨てられていたのです。それを見つけた看護師さんが、鬼の形相で「このビール飲んだのは誰ですか」と言いながら、病室を一つひとつ回ってきました。「そうかあ、病院ではビールも飲めないんだなあ」と気づいた瞬間でした。その病棟は股関節の手術を受ける患者ばかりが入院していました。手術を受けるとしばらくはリハビリをする必要があり、ちょっとずつ歩ける距離を伸ばしていくことになります。ビールを飲んだ犯人（患者さん）は、恐らくまだ歩行できる距離が短くて、遠くのゴミ箱まで空き缶を捨てに行くことができなかったのだと思います。退院の目途がたっている入院ならば、食べたいものもやりたいことも多少は我慢できるでしょう。しかし、これが人生の最終章だとしたら、もう退院することもない段階だとしたら、自分らしく生きられる環境で最期を迎えたいと心の底からそう思います。ビールも飲めないような最期を迎えたくはないと思うのです。

病院ではなく在宅で最期を迎えることができるなら、自分の暮らし慣れた環境で最期を迎えることができます。好きな時間に起きて、好きな時間に寝て、好きなものを食べられる、高いＱＯＬを保ったまま最期を迎えることが可能になると思います。ただ、病院では必要のなかった介護の問題が発生することは心に留めておかなければなりません。

人にはそれぞれの思い描いた最期があると思います。だから、人生の終末期の選択肢は多ければ多いほどよいと思います。そして、そうした選択肢の一つとして、在宅療養の選択の幅を広げられたらと思い、今、取り組んでいる試みも本書に綴っています。本書は、経済学的な視点で、統計的な分析結果に基づくエビデンスをもって終末期医療の現実を掘り起こす構成になっています。また、在宅看取りを促進するには医師と訪問看護師の連携が重要であると考え、連携を促すための他職種他機関連携アプリの開発や、ドローンによる薬の配送の実証実験にも取り組んでいます。本書では、こうした未来の在宅医療に対する提案が机上の空論にならないよう、実証実験の結果に基づいた形で、在宅看取りがスムーズに行われるようなシステムづくりと環境づくりの提案を目指しています。

注

（1） 厚生労働省保険局調査課（2022）『医療保険に関する基礎資料～令和元年度の医療費等の状況～』（https://www.mhlw.go.jp/content/kiso_r01.pdf, 2022年9月13日閲覧）。

（2） 厚生労働省（2016）『平成28年版厚生労働白書』（https://www.mhlw.go.jp/wp/hakusyo/kousei/16/dl/1-01.pdf, 2021年4月25日閲覧）。

目次

第1章 在宅医療が望まれるわけ

1　世界で高齢化率が最も高いのは日本

日本は、先進諸国の中でも群を抜いて高齢化率（65歳以上人口が総人口に占める割合）が高い国です。2015年における日本の高齢化率は26・6％で、4人に1人以上が65歳以上ということになり、これは世界の中でもかなり高いといえます。例えば、比較的高齢化率が高い欧米の高齢化率をみると、ドイツが21・1％、スウェーデンが19・6％、フランスが18・9％、イギリスが18・1％、アメリカ合衆国が14・6％です。アジアでは、韓国が13・0％、シンガポールが11・7％、タイが10・6％、中国が9・7％と続き[1]、日本は同じアジア圏内にある韓国の2倍以上の高齢化率となっていることがわかります。

しかも、日本の高齢化の将来推計をみると、2025年に30・0％、2035年に32・8％、2045年に36・8％、2055年に38・0％、2065年に38・4％と[2]、今後も右肩上がりに高齢化率が上昇していきます。高齢化率の上昇は、亡くなる人の数にも影響を及ぼし、実際、死亡者数のピークは2040年と推計されています。このように、人口の大部分を占めている高齢者が寿命を迎えることにより死亡者数が増加し、全体の人口が少なくなっていく社会のことを多死社会とよびます。今まさに、日本は多死社会のピークに向かっているといえるでしょう。

2　多死社会を迎える日本人の死亡場所は？

さて、多死社会に向かう日本において、人はどこで最期を迎えているのでしょうか。そのほとんどは医療機関です。図1－1は死亡の場所別にみた年次別死亡数百分率を表したグラフです。1951年においては約8割の人が自宅で亡くなっていることがわかります。その後、高度経済成長期を経て人々の暮らしが豊かになり、医療の進歩に支えられて多くの人が高度な医療を受けられるようになってきました。その結果、近年では、8割弱の人が病院や診療所といった医療機関で最期を迎えています。最期が近づき、容態が悪化すれば救急車を呼ぶ、それが当たり前の時代になり、「畳の上で死ぬ」という光景は、今やテレビの時代劇でしかみられないように思います。

このように、日本では医療機関で最期を迎える人が大半を占めますが、実際にこれは望まれたカタチなのでしょうか。60歳以上の人に、万一治る見込みがない病気になった場合、最期を迎えたい場所

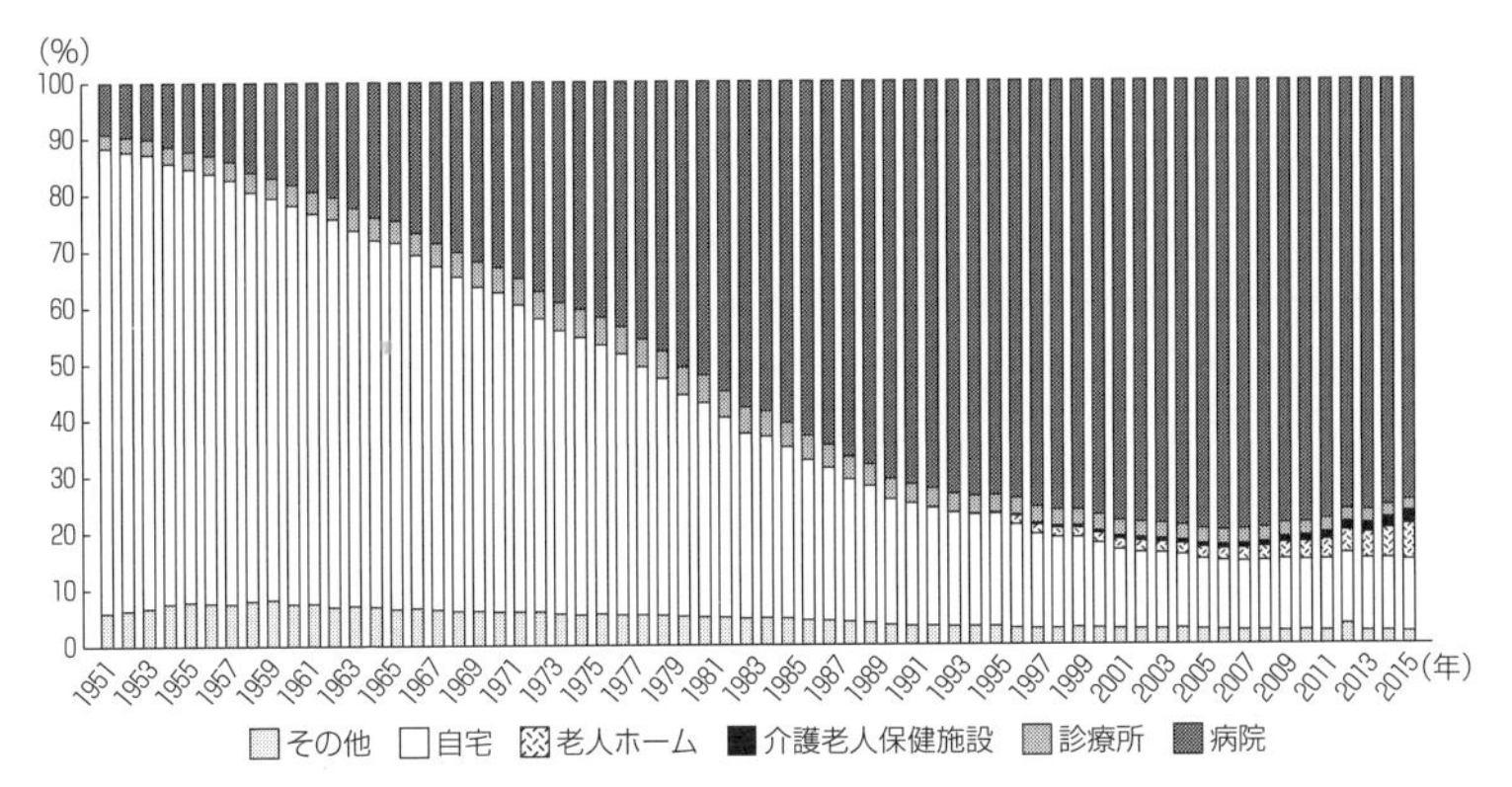

図1－1　死亡の場所別にみた年次別死亡数百分率

（出所）　厚生労働省（2017）「意見交換　資料―2参考1　29.3.22　テーマ1　看取り　参考資料」（https://www.mhlw.go.jp/file/05-Shingikai-12404000-Hokenkyoku-Iryouka/0000156003.pdf，2021年4月7日閲覧）．

はどこかを聞いたところ、51・0％の人が「自宅」と答え、次いで、「病院・介護療養型医療施設」と答えた人が31・4％です。(3) 自宅での最期を望んだ人が半数以上いるにもかかわらず、実際には8割弱が医療機関で最期を迎えています。つまり、本人が望む最期を迎えたい場所と、実際に最期を迎える場所には乖離があるということです。

この乖離の理由には様々なものがあると思います。本人が自宅での最期を望んでいても、家族が介護をできる状況になく、入院を選択する場合もあるでしょうし、自宅で介護をしていたにもかかわらず、家族が悪くなっていく容態の変化をみていられず、耐えられなくなって救急車を呼んでしまう場合もあるでしょう。現時点では、たいていの人が病院に搬送されています。病院側からすると、搬送されてきた人は患者ですから、検査し治療するという医療が開始されます。搬送されてきた患者に何もしないという選択はありません。病院で行われている医療は治すための医療だからです。

3 「治す医療」から「治し、支える医療」への転換

しかし、日本は今、「治す医療」から「治し、支える医療」への転換が求められています。それは、戦後の日本の主な死因が、感染症から生活習慣病へと大きく変化したからです。戦後の主な死因の推移をみると、結核や胃腸炎といった感染症によるものが低下する一方で、悪性新生物（がん）や心疾患、脳血管疾患などの生活習慣病（慢性疾患）が死因の多くを占めるようになり、疾病構造は大きく変化してきたといえます。[4] こうした疾病構造の変化に高齢化も加わり、慢性疾患を抱えながら生活する人が多くなってきています。

2016年8月12日付の朝日新聞に「終末期医療 本人の意思は 望まぬ治療にも高額費用」という見出しで掲載された記事には、東京都内有数の救命救急センターを抱える都立墨東病院に特別養護老人ホームから救急搬送されてきた88歳の男性の事例が掲載されています。まさに、日本の主な死因が、感染症から生活習慣病へと大きく変化してきたことを感じる事例です。

「終末期医療　本人の意思は　望まぬ治療にも高額費用」

東京都内有数の救命救急センターを抱える都立墨東病院（東京都墨田区）。7月下旬の夜、88歳の男性が特別養護老人ホームから救急搬送されてきた。救急隊が着いた時にはすでに心肺停止状態。慢性の重い心臓病を患っていた。

蘇生には成功した。病院では心拍が安定するまで心臓マッサージが施され、医師らは気管挿管して人工呼吸器につなげた。CTスキャンで調べてみたが意識は戻らなかった。処置を見守った救命救急センターの浜辺祐一部長はこう漏らした。「命はとりとめたが回復は期待できない。あちこちに針や管を入れ、苦しませているだけなのではないか」

1990年代のはじめ、ここに搬送される患者で最も多かったのは現役世代の50代。次いで20代だった。今では70代が最多。2014年の全国の救急搬送人員（540万人）でも75歳以上が約4割を占める。この日、センターの集中治療室に入院中の患者21人のうち7人が75歳以上だ。

浜辺部長は「ほとんど天寿を全うしたと思える人も増えている。最期を穏やかに全うさせる『終末期医療』と、突発、不測の病気やけがから命を救う『救急医療』ではベクトルが違うのではないか」と話す。

墨東病院のような重篤な急患を受け入れる3次救急病院では治療費は高額だ。入院料は1日十数万円。人工呼吸器や心臓マッサージが加わるとさらに数万円かかる。長期入院となれば、1ヵ

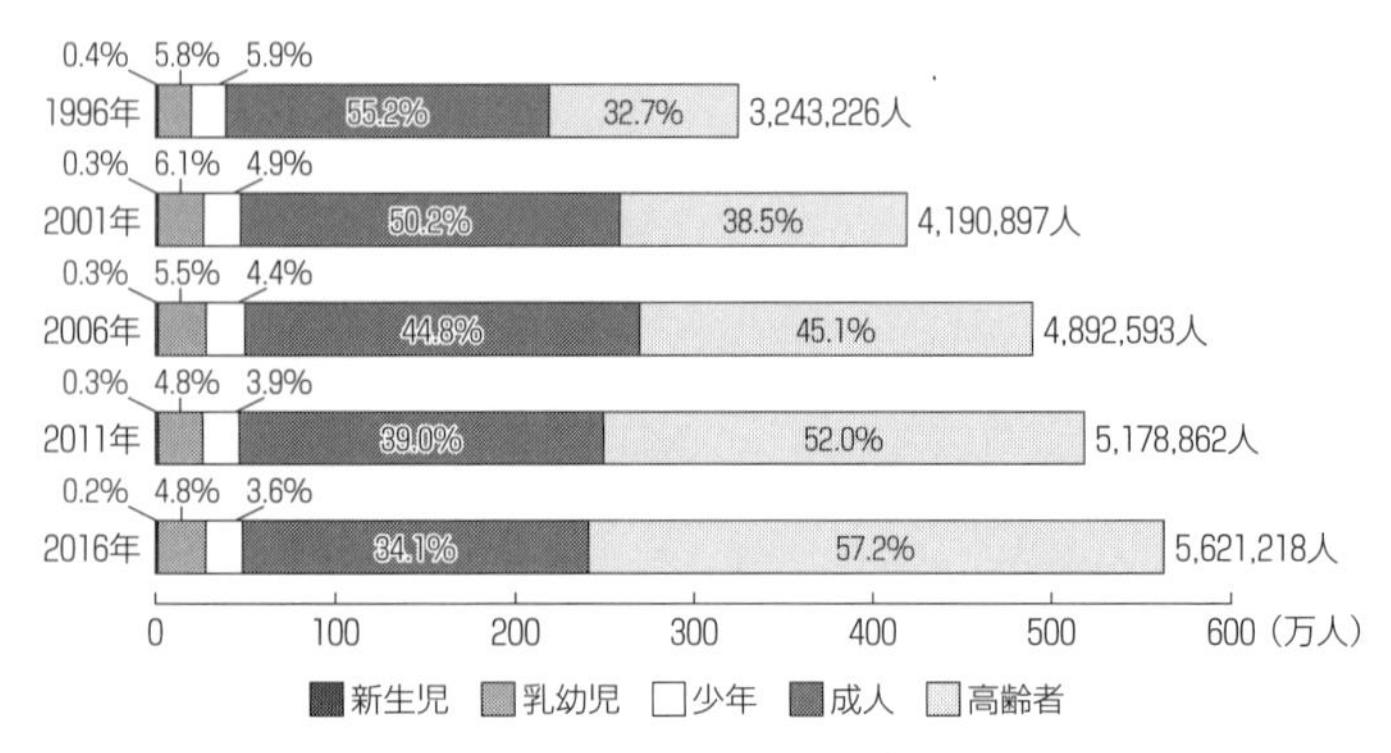

図１－２　年齢区分別搬送人員構成比率の推移

（出所）厚生労働省医政局地域医療計画課（2018）「平成30年度 在宅医療・救急医療連携セミナー　在宅医療・救急医療に関する最近の動向」（https://www.jmar-form.jp/data/2910p1-ref1.pdf，2021年４月22日閲覧）.

月で３００万円以上になることも珍しくない。
「高額療養費制度」で、自己負担には上限が定められている。70歳以上で低所得の場合であれば、月1万5千円で済む。残りは保険料や税金でまかなわれる。（後略）
（『朝日新聞』２０１６年８月12日　朝刊　４ページ　東京本社版）

図１－２の年齢区分別搬送人員構成比率の推移をみると、高齢者の搬送割合が年々増加傾向にあり、２０１１年以降は高齢者の搬送が全体の搬送の半分を超えていることから、この記事のような光景が今や日本全国で日常的に起こっている可能性があると考えられます。しかし、こうした医療のあり方が本人の望む最期の迎え方と一致している人はどのくらいいるのでしょうか。先述したように、万一治る見込みがない病気に

なった場合、最期を迎えたい場所は「自宅」と答えた人が半数以上いることからみて、本人が望む最期の迎え方とは遠いものなのかもしれません。

また、この記事には、終末期医療のあり方について、もう一つ別の問題提起が示されています。それは、終末期医療費の問題です。

注

（1）内閣府（2018）『平成30年版高齢社会白書』（https://www8.cao.go.jp/kourei/whitepaper/w-2018/html/zenbun/s1_1_2.html，２０２１年4月5日閲覧）。

（2）内閣府（2020）『令和２年版高齢社会白書』（https://www8.cao.go.jp/kourei/whitepaper/w-2020/html/zenbun/s1_1_1.html#:~:text，２０２１年4月7日閲覧）。

（3）内閣府（2019）『令和元年版高齢社会白書』（https://www8.cao.go.jp/kourei/whitepaper/w-2019/html/zenbun/s1_3_1_4.html，２０２１年4月8日閲覧）。

（4）厚生労働省（2016）『平成28年版厚生労働白書』（https://www.mhlw.go.jp/wp/hakusyo/kousei/16/dl/1-01.pdf，２０２１年4月8日閲覧）。

第2章 終末期医療には、どれくらいお金がかかるのか？

1　国民皆保険で国民同士支えあっている日本

医療機関で診療を受けた場合、医療費は治療を受けた本人に支払い義務が生じますが、かかった医療費の全額を支払うわけではありません。日本では、1961年に国民健康保険法（昭和33年法律192号）が改正され、国民皆保険体制が確立しました。国民皆保険とは、すべての国民が何らかの医療保険に加入する制度のことで、医療保険の加入者が保険料を出し合い、助け合うことで万が一、病気になったり、けがをして治療が必要になったりしても安心して医療が受けられるようにつくられた制度です。

この国民皆保険制度により、医療費の本人負担額は全額ではなく、その支払いの金額は年齢や所得により決まります。まず、被保険者の年齢が義務教育就学前の場合は2割負担、義務教育就学後から満69歳までは3割負担、満70歳から満74歳までは2割負担、満75歳以上の場合は1割負担（ただし、

70歳以上でも一定の所得がある人は「現役並みの所得者」に該当し、3割負担）が医療費の自己負担割合です。

治療を受けた際には、この自己負担割合で計算された金額を支払うことになります。

また、1カ月間の医療費が高額になった場合には、一定の金額を超えた分が後で払い戻されます。これは、高額療養費制度というものです。1人が支払う医療費に上限が決められており、その上限の金額は自己負担限度額とよばれています。自己負担限度額がいくらになるのかは、所得に応じて異なりますし、70歳未満か70歳以上かによっても異なりますが、治療を受けた際に支払った金額が自己負担限度額を超えた場合、超えた分の医療費は、後で払い戻されるというものです。

国民皆保険制度は、国民同士が支えあうことで成り立っている制度です。いつでも、誰でも、必要な医療サービスを少ない費用負担で受けることができ、すべての国民は安心して生活を送ることができるという点で、世界に誇れる制度ともいえるでしょう。先述の2016年8月12日の『朝日新聞』に記載された88歳男性の事例において、実際にかかった医療費の金額に関係なく、本人負担が1万5000円で済んだのも、この制度があったからです。

しかしながら、今、この国民皆保険制度を維持していく上で、ある課題が生じています。それは、終末期医療費が増大してきていることです。前田・福田は、後期高齢者における1人1日当たり入院医療費の平均値が2万1500円であるのに対して、死亡前30日以内における1人1日当たり入院医療費（死亡前入院医療費単価）の平均値は3万1800円で、後期高齢者入院医療費の平均値に比べて

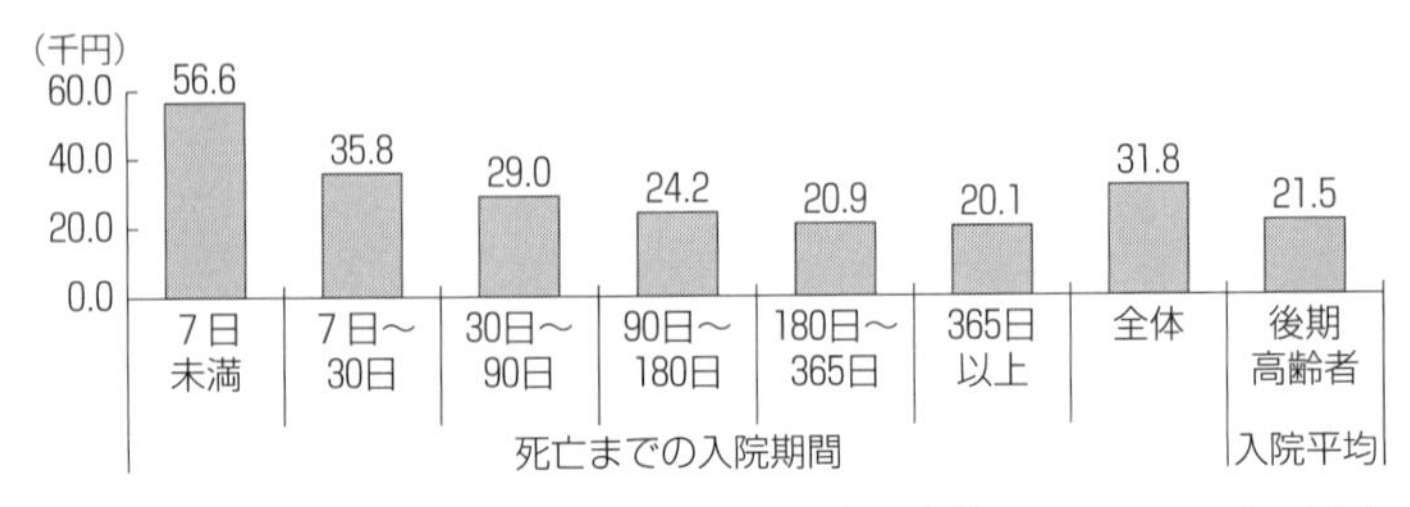

図2－1　死亡前30日以内1人1日当たり入院医療費（死亡前入院医療費単価）

（注）後期高齢者入院医療費平均は，死亡にかかわらず老人入院医療費（病院）の平均値．厚生労働省「社会医療診療行為別調査（平成17年6月審査分）」より．なお老人保健法改正途上のため，当時は74歳以上．

（出所）前田由美子・福田峰（2007）「後期高齢者の死亡前入院医療費の調査・分析」，日本医師会総合政策研究機構『日医総研ワーキングペーパー』No. 144，pp. 1-16（https://www.jmari.med.or.jp/download/WP144.pdf，2021年4月21日閲覧）．

1・48倍であると述べています。さらに、図2－1をみると、入院期間7日未満で死亡したグループの死亡前入院医療費単価が最も高く、入院期間が短いほど死亡前入院医療費単価が高くなっていることが示されており、終末期における医療費が特に高くなっていることがわかります。[1]

そして、そもそも1人当たりの終末期医療費が高いことに加えて、今後、死亡者数が増加していくことになります。図2－2に死亡数の将来推計を示しています。2015年までは実績値、2020年以降は推計値が示されていますが、今後も死亡者数は増え続け、2040年でピークを迎えます。現在のように終末期を病院で迎える人が多いままだと、高額な終末期医療費に死亡者数の増加分を掛け合わせた金額の医療費が増加することになり、それを国民全員で支えていかなければならなくなることは容易に想像できるでしょう。

図2－3の厚生労働省が試算した社会保障給付費の見通

今後も，年間の死亡数は増加傾向を示すことが予想され，最も年間死亡数の多い2040年と2015年では約39万人／年の差が推計されている。

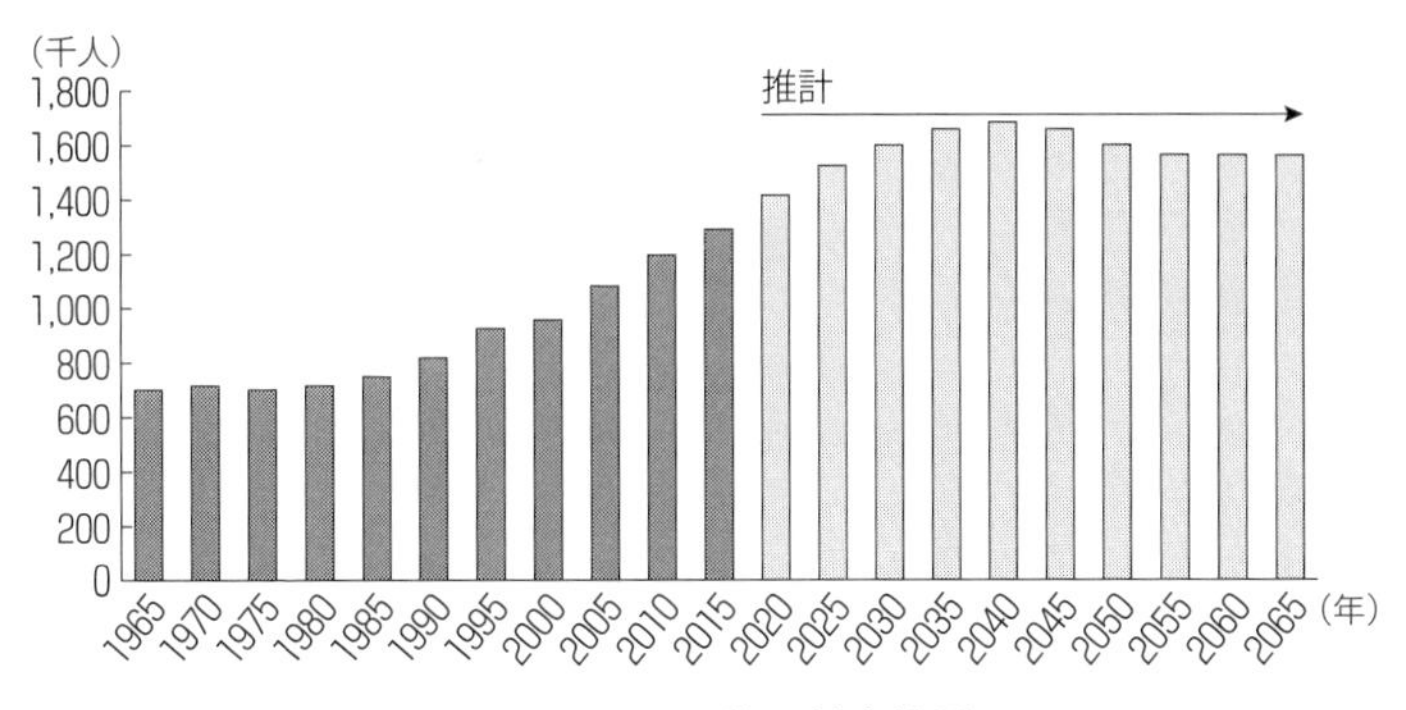

図２－２　死亡数の将来推計

（注）2015年以前は厚生労働省「人口動態統計」による出生数及び死亡数（いずれも日本人）．2020年以降は国立社会保障・人口問題研究所「日本の将来推計人口（平成29年４月推計）」の出生中位・死亡中位仮定による推計結果．

（出所）厚生労働省医政局地域医療計画課（2018）「平成30年度 在宅医療・救急医療連携セミナー 在宅医療・救急医療に関する最近の動向」（https://www.jmar-form.jp/data/2910p1-ref1.pdf，2021年４月22日閲覧）．

しをみると、まず、２０１８年度は医療が39兆２０００億円、介護が10兆７０００億円となっています。２０２５年度と２０４０年度の医療[2]は２つの仮定を用いて試算しているため、２通りの試算額が示されていますが、２０２５年度では医療が47兆８０００億円と47兆４０００億円、介護が15兆３０００億円、２０４０年度では医療が66兆７０００億円と68兆５０００億円、介護が25兆８０００億円になると計算されており、今後、医療と介護に大きな費用がかかってくることがわかります。

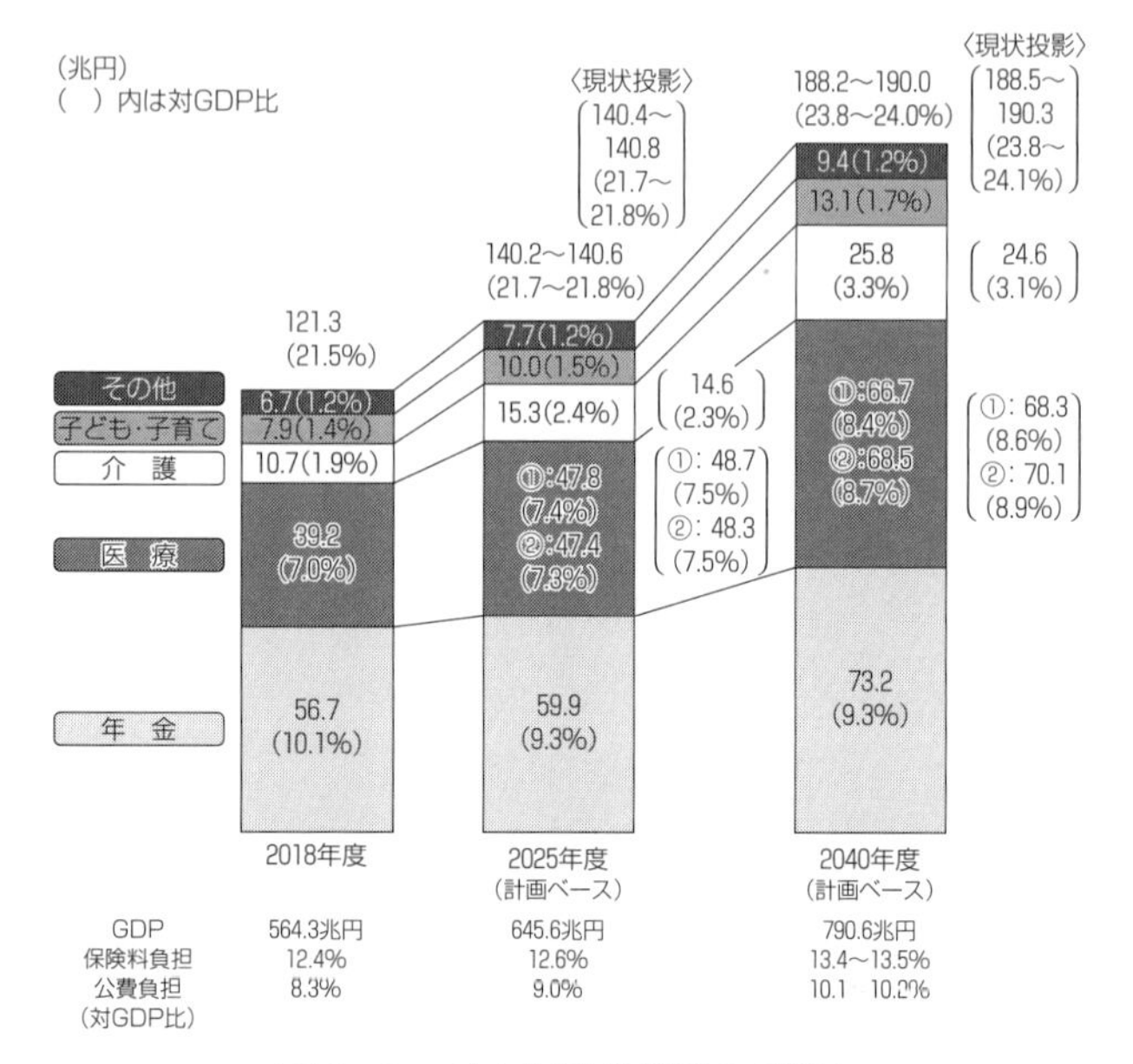

図２－３　社会保障給付費の見通し

(注１)　医療については，単価の伸び率の仮定を２通り設定しており，給付費も２通り（①と②）示している．

(注２)「計画ベース」は，地域医療構想に基づく2025年度までの病床機能の分化・連携の推進，第３期医療費適正化計画による2023年度までの外来医療費の適正化効果，第７期介護保険事業計画による2025年度までのサービス量の見込みを基礎として計算し，それ以降の期間については，当該時点の年齢階級別の受療率等を基に機械的に計算．なお，介護保険事業計画において，地域医療構想の実現に向けたサービス基盤の整備については，例えば医療療養病床から介護保険施設等への転換分など，現段階で見通すことが困難な要素があることに留意する必要がある．

(注３)　平成30年度予算ベースを足元に，国立社会保障・人口問題研究所「日本の将来推計人口（平成29年推計）」，内閣府「中長期の経済財政に関する試算（平成30年１月）」等を踏まえて計算．なお，医療・介護費用の単価の伸び率については，社会保障・税一体改革時の試算の仮定を使用．

(出所)　厚生労働省（2019）「今後の社会保障改革について――2040年を見据えて」（https://www.mhlw.go.jp/content/12601000/000474989.pdf，2021年４月22日閲覧）．

2　終末期医療費の削減が大きな課題

それでは、将来、この膨大な医療と介護にかかる費用を支える人たちの状況は、どうなっていくのでしょうか。図2－4に2040年までの人口構造の変化を示しています。65歳以上人口における変化をみると、2025年までは高齢者人口の急増がみられ、その後も緩やかではありますが2040年まで高齢者人口が増加し続けています。一方、15～64歳人口における

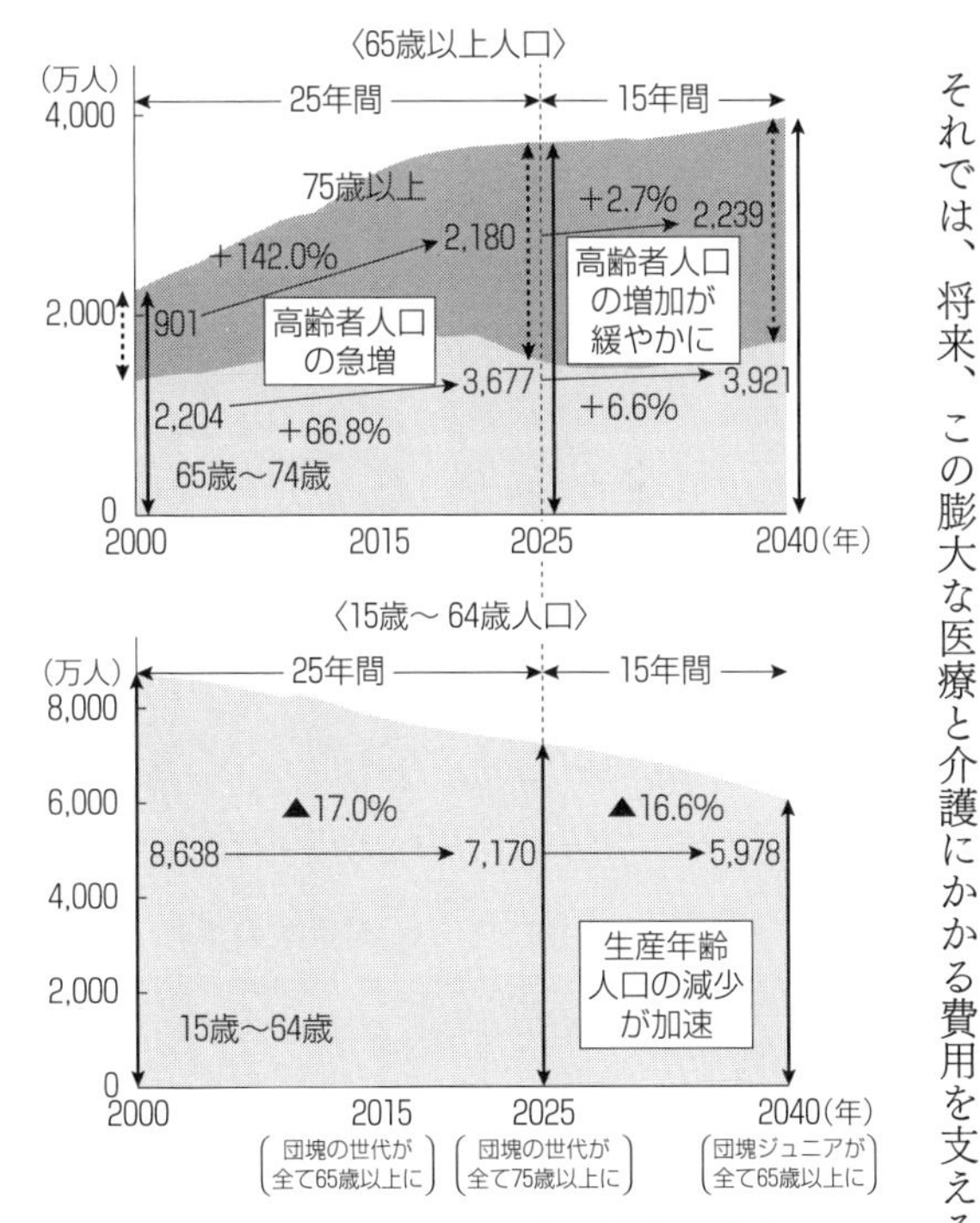

図2－4　2040年までの人口構造の変化

（出所）　厚生労働省（2019）「今後の社会保障改革について――2040年を見据えて」（https://www.mhlw.go.jp/content/12601000/000474989.pdf，2021年4月22日閲覧）．

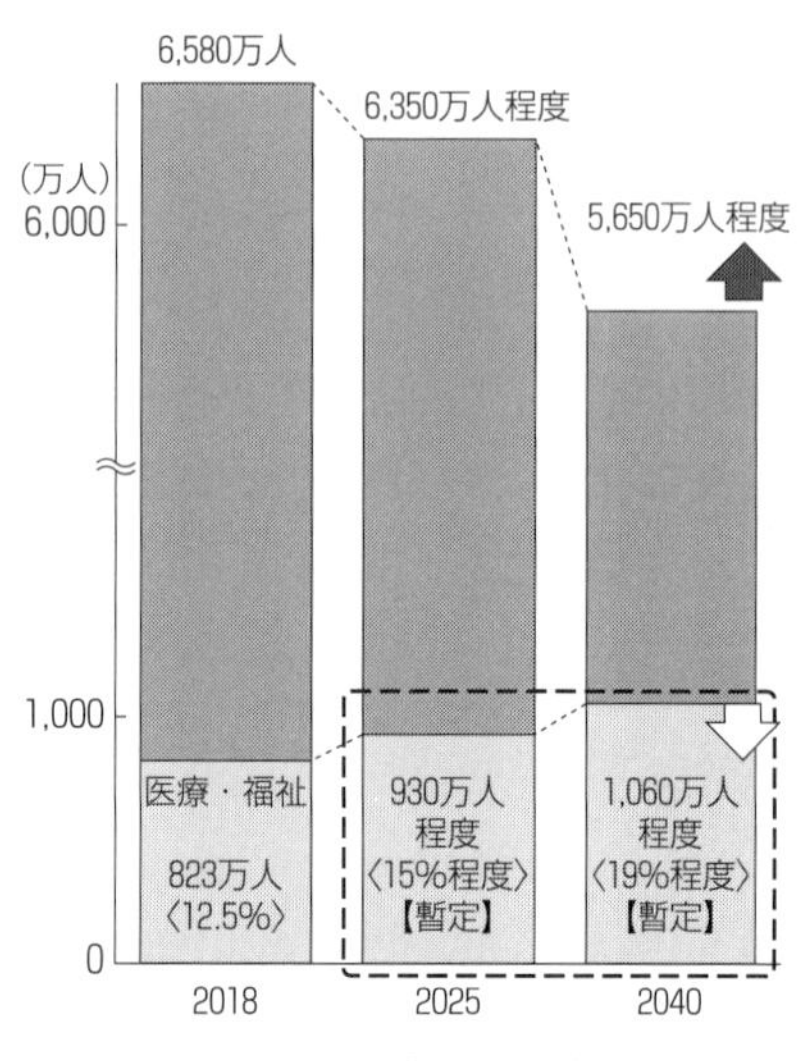

図２－５　就業者数の推移

（注）就業者数について，2018年は内閣府「経済見通しと経済財政運営の基本的態度」，2025年以降は，独立行政法人労働政策研究・研修機構「平成27年労働力需給の推計」の性・年齢別の就業率と国立社会保障・人口問題研究所「日本の将来推計人口 平成29年推計」（出生中位・死亡中位推計）を用いて機械的に算出．医療・福祉の就業者数は，医療・介護サービスの年齢別の利用状況（2025年）をもとに，人口構造の変化を加味して求めた将来の医療・介護サービスの需要から厚生労働省において推計（暫定値）．

（出所）厚生労働省（2019）「今後の社会保障改革について――2040年を見据えて」（https://www.mhlw.go.jp/content/12601000/000474989.pdf，2021年４月22日閲覧）．

変化をみると、２０２５年まで減少傾向が続いていますが、特に２０２５年から２０４０年にかけて、15～64歳人口の減少が加速していることがみてとれます。15～64歳人口は生産年齢人口とよばれ、生産活動の中核の労働力となる年齢の人口を指しています。生産年齢人口が減少することで、社会保障制度が崩壊したり、人手不足が深刻化したり、経済が停滞したりと様々な影響が生じてきます。図２－５の就業者数の推移をみると、２０１８年の就業者数が６５８０万人であるのに対し、２０２５年では６３５０万人程度、２０４０年では、さらに減少が進み５６５０万人程度と推計されています。

また、高齢者世代と現役世代の割合でみると、1950年時点では65歳以上の高齢者1人を10人の現役世代で支えていました。しかし、団塊の世代（第一次ベビーブームの時期に生まれた世代）が65歳になることで現役世代から高齢者世代へと属性が移動するタイミングの2015年には現役世代が急激に減少し、65歳以上の高齢者1人を現役世代2・1人で支えなければならなくなりました。そしてその後も現役世代は減少し続け、2040年に団塊ジュニア世代（第二次ベビーブームの時期に生まれた世代）が65歳になることもあり、2050年には1・2人の現役世代で65歳以上の高齢者1人を支える見込みとなっています。(3) このように、医療や介護の必要性が高まる高齢者人口が増加すると同時に、生産活動の中核の労働力の担い手であり、社会保障制度を支える現役世代の人口が少なくなることを踏まえると、今後、終末期医療費の削減は日本が取り組むべき一つの重要な課題となるでしょう。

注

（1）前田由美子・福田峰（2007）「後期高齢者の死亡前入院医療費の調査・分析」、日本医師会総合政策研究機構、『日医総研ワーキングペーパー』No. 144、pp. 1–16（https://www.jmari.med.or.jp/download/WP144.pdf, 2021年4月21日閲覧）。

（2）医療の計算は平成30年度予算ベースを足元に、国立社会保障・人口問題研究所「日本の将来推計人口（平成29年推計）」、内閣府「中長期の経済財政に関する試算（平成30年1月）」等を踏まえて計算しているが、医療・介護費用の単価の伸び率については、社会保障・税一体改革時の試算の仮定を使用している。また、「計画ベース」

として、地域医療構想に基づく２０２５年度までの病床機能の分化・連携の推進、第３期医療費適正化計画による２０２３年度までの外来医療費の適正化効果、第７期介護保険事業計画による２０２５年度までのサービス量の見込みを基礎として計算し、それ以降の期間については、当該時点の年齢階級別の受療率等を基に機械的に計算している。なお、介護保険事業計画において、地域医療構想の実現に向けたサービス基盤の整備については、例えば医療療養病床から介護保険施設等への転換分など、現段階で見通すことが困難な要素があることに留意する必要がある。

（３） 厚生労働省（2016）『平成28年版厚生労働白書』(https://www.mhlw.go.jp/wp/hakusyo/kousei/16/dl/1-01.pdf, ２０２１年４月25日閲覧)。

第3章 その昔、高齢者の医療費はタダだった！

1　老人医療費の無料化が社会的入院を招いた

社会的入院という言葉を聞いたことはあるでしょうか。本来、入院というのは治療が必要な人がやむなく病院に身を置き、継続的に治療を受けるためのものですが、社会的入院は違います。必ずしも治療が必要という状態ではないのに長期入院を続けることを社会的入院といいます。例えば、本当は在宅で療養できるにもかかわらず、介護してくれる人がいないといった家庭の事情や、退院しても家族が引き取ることを拒否するという場合など、その理由は様々です。

この社会的入院が問題視されるようになったのは、1973年に老人福祉法が改正され、老人医療費無料化が実施されてからのことです。第二次世界大戦後から老人福祉法が改正されるまでは高齢者福祉施策として、ごく一部の低所得者を対象に、生活保護法に基づいて養老施設に収容保護するという事業が実施されていました。しかし、大戦後、高齢者の増加や産業構造の変化による高齢者の就業

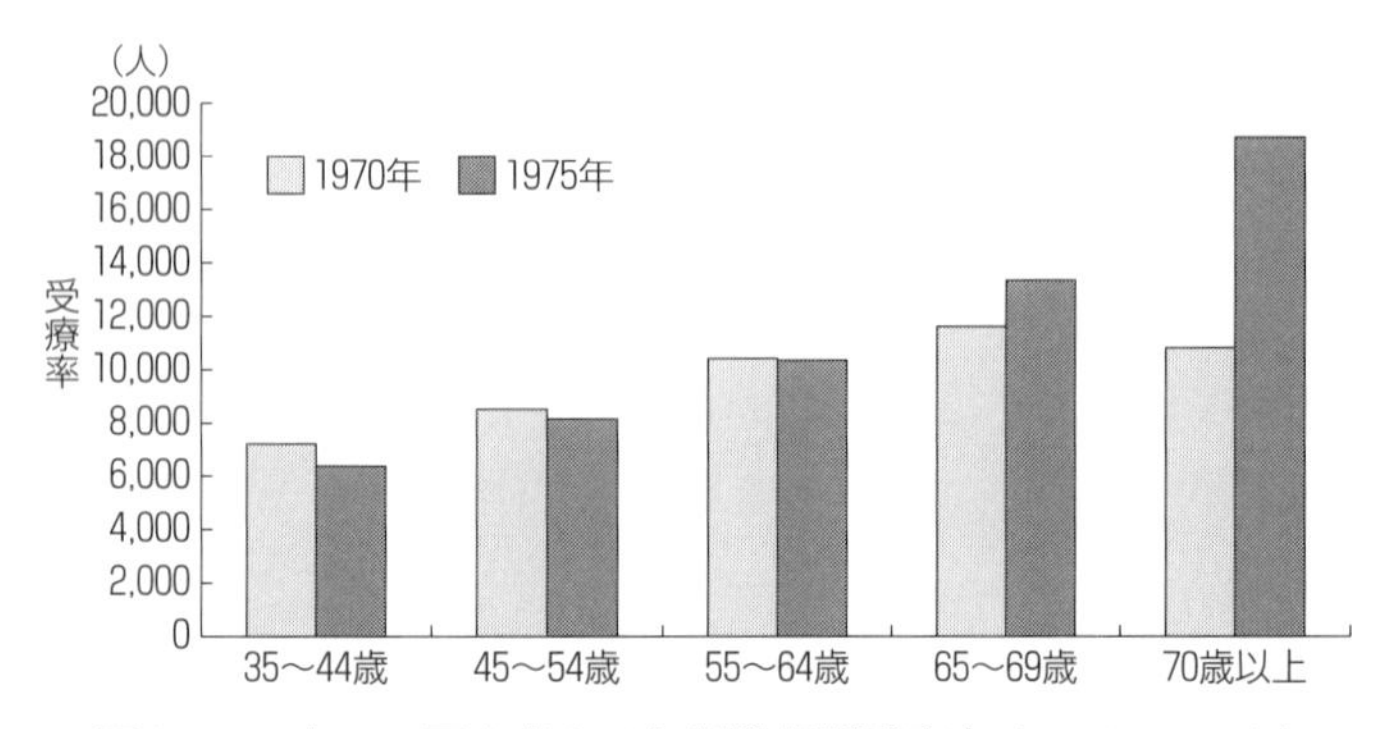

図３－１　人口10万人当たり年齢階級別受療率（1970年，1975年）

（出所）　厚生労働省（2019）「厚生労働白書」（https://www.mhlw.go.jp/wp/hakusyo/kousei/07/dl/0101.pdf，2021年５月31日閲覧）．

機会の減少、家族形態の変化といった高齢者を取り巻く環境が徐々に変化してきました。日本の経済は１９６０年代から１９７０年代初頭にかけて、高い経済成長を実現しており、まさに高度経済成長期のピークともいえるタイミングで高齢者福祉の充実を目指して実施されたのが老人医療費無料化です。

老人医療費無料化においては、70歳以上の高齢者の医療保険の自己負担分を国と地方自治体が負担するというもので、70歳以上の高齢者は実質、医療費がタダということになります。その結果、病院の待合室に高齢者が溢れている状況を指す「待合室サロン化」や、「ハシゴ受診」、「乱診乱療」といった問題が起こるようになりました。入院においても、老人医療費無料化のもとでは、施設で介護するより病院に入院した方が安上がりということもあり、施設代わりに病院を利用する人が増えていきました。この老人医療費無料化により、必要以上に受診が増加したり、薬漬けや点滴漬け医療が助長されたりしたことで、高齢者の医療費が著しく増大していきました。実際、老人医療費無料化実施前の1970年と実施後の1975年の70歳以上の受療率を比較すると、1975年は1970年の約1・8倍の受療率となっている（図3－1）ことからも、高齢者の医療費増大がみてとれます。また同時に、高齢者の入院が大多数を占める病院が増え、そうした病院は「老人病院」とよばれるようになりました。

2　急増した高齢者の医療費の削減を目指して

そこで、日本は1983年に「特例許可老人病院」の制度化を実施しました。「老人病院」とよばれてきた病院が届出を出して「特例許可老人病院」になると、一般病院よりも医師や看護師の配置を減らして運営できるようになりますが、医療保険などから支払われる診療報酬が少なくなるという仕組みです。老人医療費無料化の実施により「老人病院」が増加することに伴い、病床も急激に増加し、同時に高齢者の医療費も急増することになりました。「特例許可老人病院」の制度化は、急増した高齢者の医療費を削減するための第一歩といえます。

もちろん、これ以降も日本は高齢者の不要な長期入院を是正するため、また、病院における過剰な検査、投薬、注射などのコストを抑えるため、何度も法改正を行っています。一旦、無料にした高齢者にも自己負担額を設定し、その負担額を徐々に上げていきました。また、病院の収入に直結する診療報酬を出来高払いから包括払いへとシフトさせていきました。[1] 診療報酬が出来高払いの場合、病院が行った医療行為のすべてが医療費として加算されます。つまり、検査を行えば行うほど、薬を出せば出すほど、注射を打てば打つほど病院が儲かることになります。一方、包括払いは、一般的な投薬、点滴、検査、画像診断などをどれだけやっても病院への支払額が変わらない方式ですので、逆に検査を行えば行うほど、薬を出せば出すほど、注射を打てば打つほど病院にとっては損になります。出来高払いから包括払いに変更することで過剰な医療行為を抑制することができるのです。

また、1992年の医療法改正では、新たに特定機能病院と療養型病床群が創設され、病院は機能別に一般病院、療養型病床群、特定機能病院の3つに区分されました。特定機能病院とは、高度な医療サービスの提供、高度な医療技術の開発能力などの機能をもった病院で、主として大学病院が指定されました。一方、療養型病床群は、主として長期にわたり療養を必要とする患者のために、人的・物的両面において長期療養にふさわしい療養環境を有する病床群を指します。従来の病院よりも入院患者数に対する医師・看護師の割合は少なくてよい代わりに、介護職員を多く配置しなければなりません。病院の構造に関しても病室や廊下面積を広くとることが必要な点が従来と異なっています。また、診療報酬は従来の出来高払いとは異なり、看護、検査、投薬、注射が包括払いとなり、ここでも医療費の削減が図られています。

3　2000年に介護保険制度がスタート

2000年になると、高齢者介護を社会的に支える仕組みとして介護保険制度がスタートしました。65歳以上の高齢者または40～64歳の特定疾病患者のうち要支援・要介護の認定を受けた人は居宅サービスや施設サービスなどの介護サービス[2]を受けることができるようになりました。居宅サービスとは、要支援・要介護の認定を受けた人が、自宅、あるいは自宅とみなされる施設で暮らしながら、利用することができるサービスのことです。一方、施設サービスとは、介護老人福祉施設（特別養護老人ホーム）や介護老人保健施設（老健）や介護療養型医療施設（療養型病床群）などの施設に入所して受けるサービスです。

施設サービスには、1992年に創設された療養型病床群も含まれているのですが、一つ、気をつけなければならないことがあります。介護保険制度のスタート前においては、療養型病床群は医療保険が適用されてきましたが、2000年から介護保険制度がスタートしたことにより、療養型病床群は介護保険適用の療養型病床群と医療保険適用の療養型病床群の2種類が存在することになったということです。[3]また、病床を介護保険適用部分と医療保険適用部分に区分する際、原則は病棟単位、例外的には病室単位で区分できることとなっています。[4]例えば、病院全部が介護保険適用の療養型病床群という場合や、病院全部が医療保険適用の療養型病床群という場合もありますし、一つの病院の中でも、ある病棟は介護保険適用の療養型病床群で、他の病棟は医療保険適用の療養型病床群という場合も存在することになります。さらには、ある病室だけ介護保険適用の療養型病床群で、その他の病室は医療保険適用の療養型病床群という場合もありえます。いろいろな病院のパターンが存在することになりますが、介護保険制度の施設サービスとして利用できるのは、介護保険適用の療養型病床群のみということになります。

4 医療療養病床と介護療養病床の2種類の療養病床が創設

そして、介護保険制度がスタートした翌年の2001年に療養病床が創設されます。ここで、医療保険適用の療養型病床群は医療保険適用の療養病床(医療療養病床)へ、介護保険適用の療養型病床群は介護保険適用の療養病床(介護療養病床)へと名称が変わることになりました。この療養病床の創設には、医療の必要性が高い患者を医療療養病床へ、そして医療の必要性が低い患者を介護療養病床へ入院させることで、医療資源の効率的配分を図ろうという期待が込められています。

それでは、この日本が期待するところの医療の必要性により療養病床を選択するという目的は果たして達成できたのでしょうか。図3-2の療養病床別の医師による直接医療提供頻度をみると、医療

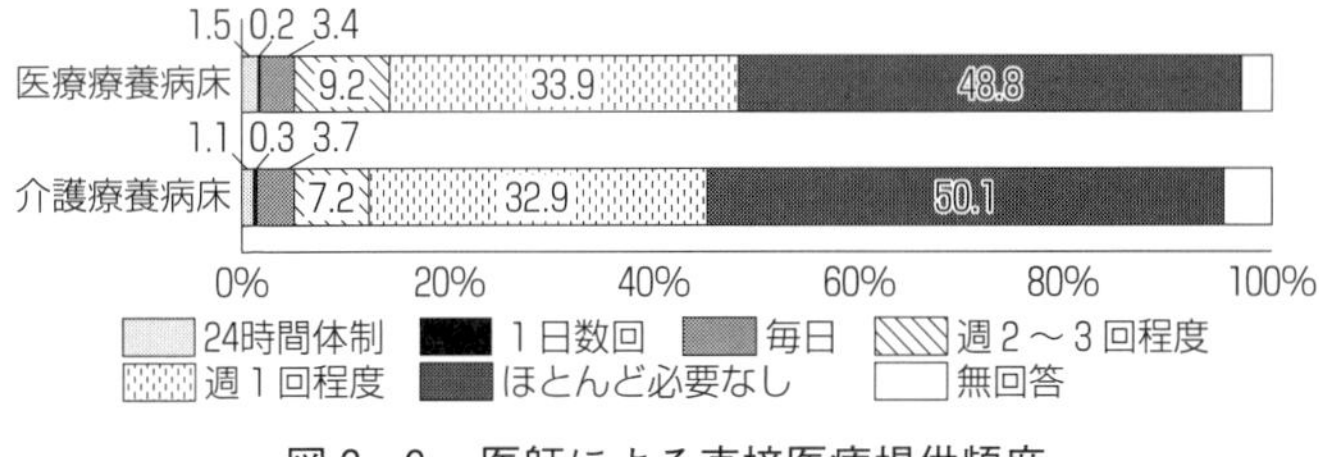

図3－2　医師による直接医療提供頻度

（出所）厚生労働省「療養病床再編成の意義」(https://www.mhlw.go.jp/bunya/shakaihosho/iryouseido01/pdf/ryouyou01b1.pdf, 2021年6月3日閲覧).

療養病床では、ほとんど必要なしが48・8％、週1回程度が33・9％、週2〜3回程度が9・2％、毎日が3・4％、1日数回が0・2％、24時間体制が1・5％となっています。一方、介護療養病床では、順に50・1％、32・9％、7・2％、3・7％、0・3％、1・1％で医療療養病床と大差ない頻度であることがわかります。また、図3－3の療養病床別の入院する患者の状態においても、「病状が不安定で常時医学的管理を要する」は医療療養病床が16・9％で、介護療養病床の15・5％より若干割合が多くなっていますが、「病状が不安定で常時医学的管理を要する」と「病状は安定しているが容態の急変が起きやすい」という回答を容態急変の可能性が高い患者と考えると、2つの回答を合わせた割合は介護療養病床が35・1％で、医療療養病床の31・2％より若干多くなるという結果が示されています。どちらの調査結果をみても、それぞれの療養病床の患者の属性が大きく異なる要素は確認できず、医療の必要性によって療養病床が選択されているとはいいがたい状況です。

しかしながら、医療提供のレベルが実質的に同じであっても患者が

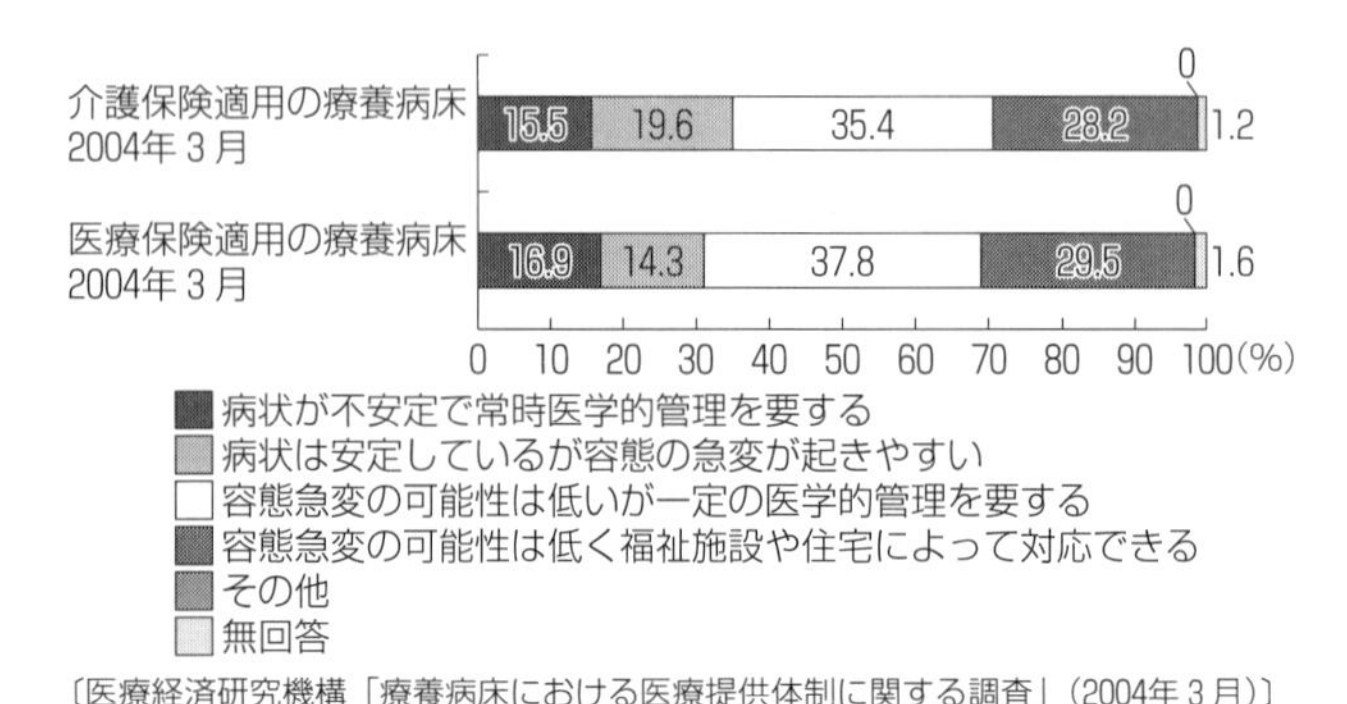

図3－3　医療保険適用，介護保険適用，それぞれに入院する患者の状態

（出所）厚生労働省「療養病床再編成の意義」（公開年不明）（https://www.mhlw.go.jp/bunya/shakaihosho/iryouseido01/pdf/ryouyou01b1.pdf, 2021年6月3日閲覧）.

どちらの療養病床に入院しているかによって、患者にかかる費用や医療提供環境などは異なってきます。2006年時点の厚生労働省の資料（表3－1）によると、医療療養病床の場合の1月の平均的な1人当たり費用額は約49万円と試算されていますが、介護療養病床では約41万円となっており、介護療養病床の方が8万円安くなっています。また、人員配置においても医師数は同じですが、看護職員や介護職員は介護療養病床の方が少なくて済みますので、より少ない人的資源の投入でよいということになります。

療養病床における目的は、医療の必要性が高い患者は医療療養病床に入院させて、密度の高い医学的管理や積極的なリハビリテーションを行い、医療の必要性が低い患者は介護療養病床に入院させて、療養上の管理、看護、医学的管理の下における介護そ

表３－１　施設別のベッド数，床面積，費用額，人員配置の比較

	医療療養病床	介護療養病床	老人保健施設	特別養護老人ホーム
ベット数	約25万床	約13万床	約27万床	約36万床
１人当たり床面積	6.4m²以上	6.4m²以上	8.0m²以上	10.65m²以上
平均的な一人当たり費用額	約49万円（2003年）	約41万円（2006年4月以降）	約31万円（2006年4月以降）	約29万円（2006年4月以降）
人員配置	医師　３人 看護職員　20人 介護職員　20人	医師　３人 看護職員　17人 介護職員　17人	医師　１人 看護職員　９人 介護職員　25人	医師　必要数 看護職員　３人 介護職員　31人

（注１）　主として長期にわたり療養を必要とする患者を入院させるための病床．
（注２）　全国では約38万床あり，医療保険適用（約25万床），介護保険適用（約13万床）があるが，提供されるサービスは実質的に同じ．
（出所）　厚生労働省（2006）「療養病床の再編成について」第１回介護施設等の在り方委員会 平成18年９月27日 資料２（https://www.mhlw.go.jp/shingi/2006/09/dl/s0927-8c.pdf，2021年６月４日閲覧）．

の他の世話および機能訓練その他必要な医療を行うことです。療養病床の選択が医療の必要性により適切に行われているとしたら、医療療養病床の1人当たり費用額が高くなることも、人員配置が手厚くなっていることも当然のことだといえるでしょう。しかし実際、医療の必要性により療養病床が選択されていない現状から考えると、日本が期待する医療資源の効率的配分は達成できていないということになります。

それでは、どうして医療の必要性により医療療養病床と介護療養病床が選択されていないのでしょうか。この疑問に関して、要介護度を媒体としたある経済的インセンティブ（ある行動を起こさせる金銭的誘因）が働くことにより、死亡リスクが高い患者が介護療養病床に入院しているのではないかという仮説を立て、次章以降、

データ分析で実証しながら解明していきたいと思います。

注

（1）厚生労働省（2007）『老人医療に関する療養の基準及び診療報酬について（第8回社会保障審議会後期高齢者医療の在り方に関する特別部会 平成19年6月18日 資料3』（https://www.mhlw.go.jp/shingi/2007/06/dl/s0618-7c.pdf，２０２１年5月2日閲覧）。

（2）現在、介護保険で利用できるサービスは、居宅サービス、施設サービス、地域密着型サービスの3つとなっている。

（3）日医（1999）「介護保険制度の概要11 療養型病床群について」『日医ニュース』第９０４号（平成11年5月5日）（https://www.med.or.jp/nichinews/n110505j.html，２０２１年5月3日閲覧）。

（4）日医（1998）「介護保険制度の概要⑴医療保険と介護保険の区分」、『日医ニュース』第８８４号（平成10年7月5日）（https://www.med.or.jp/nichinews/n100705f.html，２０２１年5月3日閲覧）。

第4章　医療療養病床と介護療養病床の入院費は、どちらが高い？

1　病院の収入は医療療養病床と介護療養病床で違う

2001年に創設された医療療養病床と介護療養病床、この2つの療養病床はいったい何が違うのでしょうか。まず、医療保険が適用か介護保険が適用かによって病院の収入が異なってきます。

病院の収入は、患者が医療療養病床に入院した場合、医療保険が適用され診療報酬により決定されます。一方、介護療養病床に入院した場合には、介護保険が適用され介護報酬により決定されることになります。しかし、介護療養病床に入院するためには要介護認定で要介護1～5と認定される必要があり、要介護認定されていない患者や要支援1または要支援2の患者は介護療養病床には入院することができません。また、介護報酬は要介護度が重いほど金額が高くなります。

西本・吉田は、ある県の療養病床を有するA病院（以下、「A病院」とよぶ）に入院している患者の個票データを用いて患者1人当たりの1月の病院の収入金額を療養病床別に試算しています[1]。A病院は、

表４－１　患者１人当たりの１月の収入金額（報酬＋食事代）

医療療養病床（診療報酬＋食事代）	入院基本料（1151点）＋食事負担（780円）		1,151×10×30＋780×30＝**368,700**
	入院基本料（1151点）＋療養環境加算（105点）＋食事負担（780円）		(1,151＋105)×10×30＋780×30＝**400,200**
	入院基本料（1151点）＋療養環境加算（105点）＋その他加算（60点）＋食事負担（780円）		(1,151＋105＋60)×10×30＋780×30＝**418,200**
介護療養病床（介護報酬＋食事代）	要介護１	施設サービス費（820単位）＋基本食事サービス費（2120円）	8,200×30＋2,120×30＝**309,600**
	要介護２	施設サービス費（930単位）＋基本食事サービス費（2120円）	9,300×30＋2,120×30＝**342,600**
	要介護３	施設サービス費（1168単位）＋基本食事サービス費（2120円）	11,680×30＋2,120×30＝**414,000**
	要介護４	施設サービス費（1269単位）＋基本食事サービス費（2120円）	12,690×30＋2,120×30＝**443,000**
	要介護５	施設サービス費（1360単位）＋基本食事サービス費（2120円）	13,600×30＋2,120×30＝**471,600**

（注１）　１月の報酬とは，１日の報酬×30日．診療報酬の１点は10円，介護報酬の１単位は10円．
（注２）　その他加算とは，日常生活障害加算（１日40点）と痴呆加算（１日20点）．
（出所）　西本真弓・吉田あつし（2009）「医療療養病床と介護療養病床の選択要因――ある療養病床を有する病院の事例から――」，医療科学研究所『医療と社会』19(3)，pp. 221-233（https://www.iken.org/publication/its/past/pdf/19-3-3.pdf，2021年５月４日閲覧）．

人口5万人程度の小都市の市街地に位置しており、医療療養病床50床、介護療養病床50床の病院で、診療科目は、内科、外科、整形外科、脳神経外科、リハビリテーション科です。1999年4月から2006年3月までにA病院に入院してきた226名の患者について、入院期間中のレセプトおよび医師が得た患者に関する情報（本人の属性、家族構成、生活状況、現病歴、既往歴、入院後の経過、患者の第1回目の入院から最後の入院までの入院日時、退院日時、入院先など）がデータとして得られます。

A病院の入院患者1人当たりの1月の病院の収入金額を療養病床別に

示したのが表4－1です。それぞれ、データを入手した当時の診療報酬と介護報酬の金額に食事代を加えて計算しています。1日の報酬に30日をかけて1月の報酬としており、診療報酬の1点は10円、介護報酬の1単位は10円で計算しています。医療療養病床の場合、入院基本料と食事負担が基本的な収入金額で、条件が満たされれば、療養環境などの加算を行うことができます。[2] A病院は療養環境の条件を満たしているので、患者の症状が良ければ療養環境加算のみが行われ医療療養病床の1月の収入金額は40万2００円と算出されました。一方、介護療養病床の場合、介護報酬は要介護度によって金額が決まり、要介護度が軽いほど介護報酬が低くなります。それぞれの収入金額を比較すると、当時、A病院にとって要介護2までの要介護度が軽い患者の場合、医療療養病床を選択した方が病院の収入金額が高くなり、要介護3以上の要介護度が重い患者の場合は介護療養病床を選択した方が病院の収入金額が高くなります。もし病院に収入増という経済的インセンティブが働くならば、患者の要介護度の重さにより療養病床を選択することが予想されます。[3]

2　医療資源の効率的配分を図りたい日本

日本は、医療の必要性が高い患者を医療療養病床へ、そして医療の必要性が低い患者を介護療養病床へ入院させることで、医療資源の効率的配分を図ろうと考えています。しかしながら、実態調査などの結果からは、医療療養病床と介護療養病床の入院患者の状況に大きな差がみられず、両者の役割分担が曖昧になっていることがわかります。どうして医療の必要性により適切な療養病床が選択されていないのか、その要因としていろいろなことが考えられますが、次章では、病院と患者のインセンティブに着目して療養病床の選択についてさらに深く考察していきたいと思います。

注

(1) 西本真弓・吉田あつし (2009)「医療療養病床と介護療養病床の選択要因――ある療養病床を有する病院の事例から――」、医療科学研究所『医療と社会』19(3)、pp. 221-233 (https://www.iken.org/publication/its/past/pdf/19-3-3.pdf, 2021年5月4日閲覧)。

(2) 入手したデータ当時の療養環境加算では、1病室の患者4人以下、病室面積1人当たり6・4平方メートル、廊下幅2・7メートル、機能訓練室、食堂、浴室などが基準を満たした場合に加算される。日常生活障害加算は身体障害の状態にあり介助が必要な場合に、痴呆加算は痴呆の状態にあり介助が必要な場合に加算される。

(3) 西本真弓・吉田あつし (2009)「医療療養病床と介護療養病床の選択要因――ある療養病床を有する病院の事例から――」、医療科学研究所『医療と社会』19(3)、pp. 221-233 (https://www.iken.org/publication/its/past/pdf/19-3-3.pdf, 2021年5月4日閲覧)。

第5章 医療療養病床と介護療養病床の選択は経済的インセンティブで決まる！

1 医療療養病床と介護療養病床にはどんな患者が入院しているのか？

医療療養病床と介護療養病床の選択が、患者の医療の必要性よりも経済的インセンティブによって行われているとしたら、医療の必要性が高い患者を医療療養病床へ、医療の必要性が低い患者を介護療養病床へ入院させるという目的は達成できていない可能性があります。実際、療養病床別の主な傷病の割合（図5－1）をみると、医療療養病床では、割合の多い順に、脳梗塞と脳出血などの脳血管疾患が37・6％、認知症が5・8％、心疾患が5・5％、パーキンソン病が5・5％となっています。一方、介護療養病床では脳血管疾患が50・2％、認知症が15・4％、心疾患が4・5％となっており、介護療養病床における脳血管疾患と認知症の割合が医療療養病床より高くなっていますが、上位3位までは同じ傷病であることがみてとれます。また、第3章では療養病床別の医師による直接医療提供頻度と、療養病床別の入院する患者の状態を比較しましたが、それぞれの療養病床の患者の属性が大

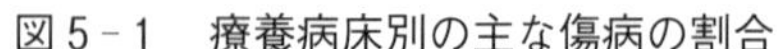

図５－１　療養病床別の主な傷病の割合

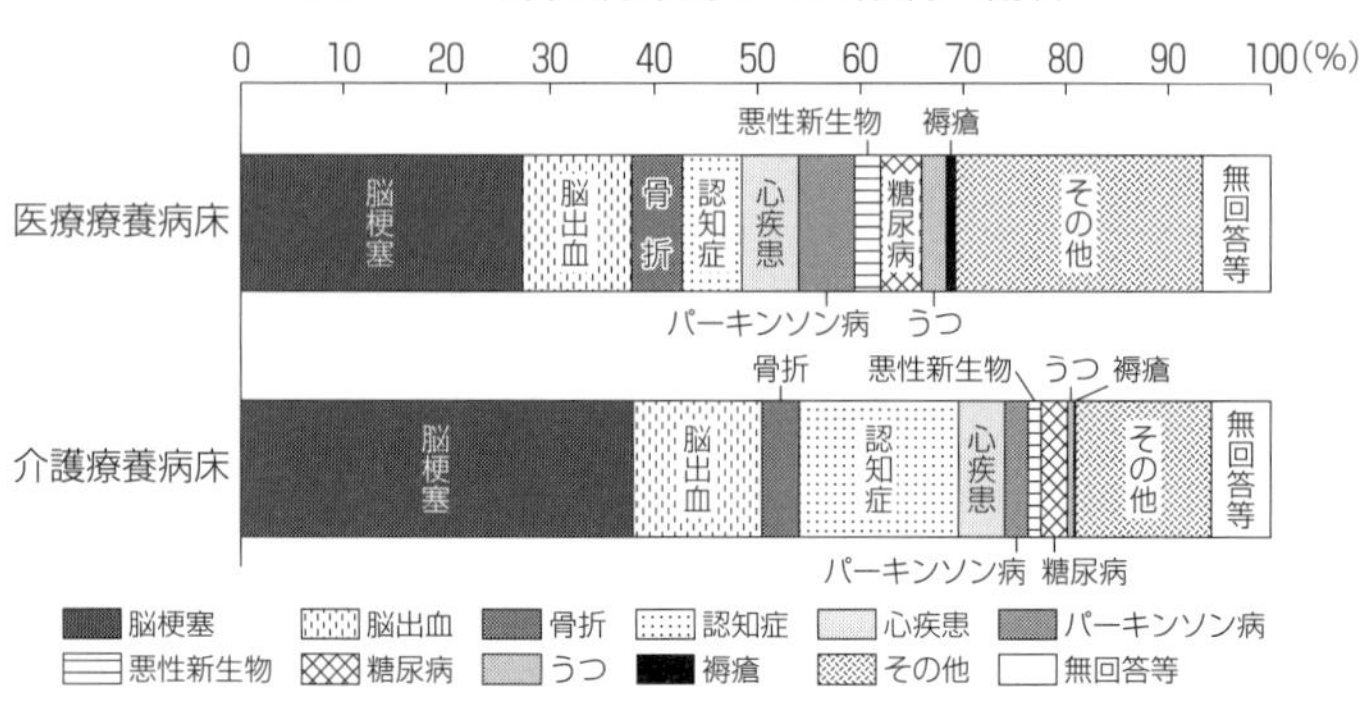

（注１）　医療療養病床では，脳梗塞と脳出血などの脳血管疾患が37.6%，認知症が5.8%，心疾患が5.5%，パーキンソン病が5.5%であった．

（注２）　介護療養病床では，脳梗塞と脳出血などの脳血管疾患が50.2%，認知症が15.4%，心疾患が4.5%であった．

（出所）　厚生労働省（2007）「都道府県における「療養病床アンケート調査」結果」 第３回介護施設等の在り方に関する委員会 平成19年３月12日（月）資料１（https://www.mhlw.go.jp/shingi/2007/03/dl/s0312-11b.pdf，2021年５月６日閲覧）．

きく異なる要素は確認できませんでした。それでは、医療療養病床と介護療養病床には本当に同じ属性の患者が入院しているのでしょうか。それを検証するためには、これまでみてきた療養病床別の主な傷病の割合や医師による直接医療提供頻度、療養病床別の入院する患者の状態といった単に分布をみるだけの単純集計結果ではなく、さらに詳細な実証分析を行う必要があります。例えば、図５－１は、医療療養病床か介護療養病床かという情報と患者の主傷病名の情報だけでグラフが描かれていますが、傷病だけが療養病床の選択に影響するわけではありません。例えば、年齢や性別、健康状態をはじめとする様々な要因が療養病床の選択に影響を与えている可能性があります。単純集計では、そうした様々な因果関係を解明することはできないため、さらに深く踏み込んだ実証分析を行い、どういう要因が療養病床の選択に影響しているのかを明らかにする必要があります。西本・吉田は、療養病床の選択に与える要因として、病院のインセンティブと患者のインセンティブに着目し、実証分析によりその因果関係を明らかにしています[1]。

2 療養病床選択における病院と患者のインセンティブ

まず、病院のインセンティブについて考えてみましょう。先述したように、病院の収入は患者が医療療養病床に入院した場合、医療保険が適用され診療報酬により決定されます。一方で、介護療養病床に入院した場合には介護保険が適用され、介護報酬により決定されることになります。しかし、介護療養病床に入院するためには要介護認定で要介護状態であると認定される必要があります。しかも介護報酬は要介護度が重くなるほど高くなりますから、要介護度の軽い患者は介護療養病床では引き受けにくいということになります。つまり、病院は、要介護度の軽い患者は介護療養病床には入院させず、医療療養病床に入院させるという経済的インセンティブをもつことになるのです。逆に、要介護度の重い患者は介護報酬が高い介護療養病床に入院させようとするインセンティブが働き、医療が必要な場合であっても介護療養病床に入っている可能性が出てきます。

次に、患者のインセンティブについて考えてみましょう。地方自治体は、1級または2級の身体障害者手帳を所持する患者に、「重度心身障害者等に対する医療費助成制度」を実施しています。この制度を利用すれば、入院中の医療費の自己負担分が助成されます。ただし、助成されるのは医療保険を用いた場合のみで、介護保険を用いた場合には助成されないことが多いことから[2]、病院は患者の経済的利益を考慮して、1級または2級の身体障害者手帳を所持する場合には医療保険の適用を提案し、医療療養病床を選択することが予想されます。

3 療養病床選択の要因をデータ分析

それでは、本当にこうした病院や患者のインセンティブが療養病床の決定に影響を与えるのでしょうか。西本・吉田は、A病院の入院患者の個票データを用いて、患者の入院時の療養病床選択には、①病院のインセンティブが重要なのか、②患者のインセンティブが重要なのか、③患者の医療の必要性が重要なのか、この3つに着目して検証しています[3]。

被説明変数を、入院時の保険ダミー（介護保険が1、医療保険が0のダミー変数）、すなわち、入院した病床が医療療養病床か介護療養病床かのダミー変数とし、推定にはプロビット・モデルを用いています。患者が医療保険適用か介護保険適用かに関する情報は、2003年1月から2005年10月までの期間しか入手できないので、A病院に入院してきた226名の患者のうち104名（医療療養病床45名、介護療養病床59名）を分析対象としています。説明変数には、性別ダミー（男性が1、女性が0のダミー変数）、入院時の年齢、入院回数、脳血管疾患ダミー、心疾患ダミー、悪性腫瘍ダミー、身体障害者ダミー、要介護軽度ダミーを用いており、それらのデータの記述統計量を表5－1に、推定結果を表5－2に示しています。

4　病院のインセンティブが重要なのか？

まず、療養病床選択には、①病院のインセンティブが重要なのか、この点に関しては表5－2の要介護軽度ダミーの限界効果の値をみて判断します。前章で、A病院にとって要介護2までの要介護度が軽い患者の場合、医療療養病床を選択した方が病院の収入金額が高くなり、要介護3以上の要介護度が重い患者の場合は介護療養病床を選択した方が病院の収入金額が高くなることを説明しました。よって、要介護軽度ダミーは、どちらの療養病床を選択した方が収入増につながるのかの分岐点に着目し、医療療養病床を選択した方が収入増となる場合、すなわち要介護認定を受けていない、要支援[4]または要介護1、2の場合を1、それ以外を0としています。この変数を用いることで、病院が収入金額により療養病床の選択を行っているかどうかを検証することができます。

表5－1　記述統計量

	説明変数名	データ数	平均	標準偏差	最小値	最大値
医療・介護療養病床	保険ダミー（介護保険を1，医療保険を0）	104	0.57	0.50	0	1
	性別ダミー（男性を1）	104	0.40	0.49	0	1
	入院時の年齢（歳）	104	83.81	8.26	53.16	97.46
	入院回数（回）	104	3.03	1.48	1	7
	脳血管疾患ダミー（脳血管疾患の場合を1）	104	0.33	0.47	0	1
	脳血管疾患（短期）ダミー（脳血管疾患発症後3カ月以内の場合を1）	104	0.07	0.25	0	1
	脳血管疾患（長期）ダミー（脳血管疾患発症後3カ月を越す場合を1）	104	0.25	0.44	0	1
	心疾患ダミー（心疾患の場合を1）	104	0.09	0.28	0	1
	悪性腫瘍ダミー（悪性腫瘍の場合を1）	104	0.09	0.28	0	1
	身体障害者ダミー（1，2級を1）	104	0.23	0.42	0	1
	要介護軽度ダミー（介護認定なし，要介護1，2の場合を1）	104	0.20	0.40	0	1
医療療養病床	保険ダミー（介護保険を1，医療保険を0）	45	0	0	0	0
	性別ダミー（男性を1）	45	0.33	0.48	0	1
	入院時の年齢（歳）	45	81.39	8.99	53.16	97.41
	入院回数（回）	45	3.09	1.47	1	7
	脳血管疾患ダミー（脳血管疾患の場合を1）	45	0.36	0.48	0	1
	脳血管疾患（短期）ダミー（脳血管疾患発症後3カ月以内の場合を1）	45	0.04	0.21	0	1
	脳血管疾患（長期）ダミー（脳血管疾患発症後3カ月を越す場合を1）	45	0.31	0.47	0	1
	心疾患ダミー（心疾患の場合を1）	45	0.13	0.34	0	1
	悪性腫瘍ダミー（悪性腫瘍の場合を1）	45	0.13	0.34	0	1
	身体障害者ダミー（1，2級を1）	45	0.33	0.48	0	1
	要介護軽度ダミー（介護認定なし，要介護1，2の場合を1）	45	0.33	0.48	0	1
介護療養病床	保険ダミー（介護保険を1，医療保険を0）	59	1	0	1	1
	性別ダミー（男性を1）	59	0.46	0.50	0	1
	入院時の年齢（歳）	59	85.65	7.20	61.69	97.46
	入院回数（回）	59	2.98	1.50	1	7
	脳血管疾患ダミー（脳血管疾患の場合を1）	59	0.31	0.46	0	1
	脳血管疾患（短期）ダミー（脳血管疾患発症後3カ月以内の場合を1）	59	0.08	0.28	0	1
	脳血管疾患（長期）ダミー（脳血管疾患発症後3カ月を越す場合を1）	59	0.20	0.41	0	1
	心疾患ダミー（心疾患の場合を1）	59	0.05	0.22	0	1
	悪性腫瘍ダミー（悪性腫瘍の場合を1）	59	0.05	0.22	0	1
	身体障害者ダミー（1，2級を1）	59	0.15	0.36	0	1
	要介護軽度ダミー（介護認定なし，要介護1，2の場合を1）	59	0.10	0.30	0	1

（出所）　西本真弓・吉田あつし（2009）「医療療養病床と介護療養病床の選択要因――ある療養病床を有する病院の事例から――」，医療科学研究所『医療と社会』19(3)，pp. 221-233（https://www.iken.org/publication/its/past/pdf/19-3-3.pdf，2021年5月4日閲覧）．

表5－2　介護，医療療養病床選択の推定（プロビット分析）

変数名	推定結果											
	(1)			(2)			(3)			(4)		
	係数	P値	限界効果	係数	P値	限界効果	係数	P値	限界効果	係数	P値	限界効果
性別ダミー	0.692※※	0.020	0.264	0.739※※	0.014	0.281	0.422	0.139	0.164	0.460	0.112	0.178
入院時の年齢(歳)	0.045※※	0.026	0.018	0.044※※	0.036	0.017	0.045※※	0.019	0.018	0.043※※	0.031	0.017
入院回数(回)	-0.021	0.811	-0.008	-0.020	0.828	-0.008	-0.037	0.688	-0.015	-0.037	0.694	-0.014
脳血管疾患ダミー	0.126	0.689	0.050	-	-	-	-0.093	0.772	-0.037	-	-	-
脳血管疾患(短期)ダミー	-	-	-	0.716	0.232	0.251	-	-	-	0.354	0.546	0.134
脳血管疾患(長期)ダミー	-	-	-	-0.116	0.743	-0.046	-	-	-	-0.302	0.395	-0.120
心疾患ダミー	-0.622	0.236	-0.243	-0.653	0.211	-0.255	-0.619	0.239	-0.242	-0.696	0.190	-0.270
悪性腫瘍ダミー	-0.971※※	0.046	-0.363	-0.966※※	0.047	-0.362	-1.025※※	0.037	-0.380	-1.020※※	0.038	-0.378
身体障害者ダミー	-0.650※	0.075	-0.255	-0.647※	0.079	-0.254	-	-	-	-	-	-
要介護軽度ダミー	-	-	-	-	-	-	-0.856※※	0.017	-0.330	-0.836※※	0.021	-0.323
定数項	-3.613※	0.053	-	-3.517※	0.069	-	-3.339※	0.063	-	-3.168※	0.089	-
Log likelihood	-61.183			-60.304			-59.822			-59.130		
Prob＞chi2	0.006			0.006			0.002			0.002		
サンプル数	104			104			104			104		

（注1）　保険ダミー（被説明変数）：介護保険が1，医療保険が0.
（注2）　性別ダミー：男性が1，女性が0.
（注3）　脳血管疾患（短期）ダミー：脳血管疾患発症後3カ月以内の場合を1，それ以外を0.
（注4）　脳血管疾患（長期）ダミー：脳血管疾患発症後3カ月を越す場合を1，それ以外を0.
（注5）　身体障害者ダミー：1級または2級の身体障害者手帳を所持する場合を1，それ以外を0.
（注6）　要介護軽度ダミー：要介護認定を受けていない，要支援または要介護1，2の場合を1，それ以外を0.
（出所）　西本真弓・吉田あつし（2009）「医療療養病床と介護療養病床の選択要因――ある療養病床を有する病院の事例から――」，医療科学研究所『医療と社会』19(3)，pp. 221-233（https://www.iken.org/publication/its/past/pdf/19-3-3.pdf，2021年5月4日閲覧）.

要介護軽度ダミーの結果をみると、有意な負の値で、限界効果は－0.330と－0.323でした（表5－2内(3)、(4)の結果）。これは、要介護2以下の場合、介護療養病床を選択する確率が3割強減少するという結果が導かれたことを表しています。つまり、要介護度が軽い患者は医療療養病床を選択し、要介護度が重い患者は介護療養病床を選択する傾向にあるということを意味しています。

5　患者のインセンティブが重要なのか？

次に、療養病床選択には、② 患者のインセンティブが重要なのか、この点に関しては表5－2の身体障害者ダミーの限界効果の値をみて判断します。1級または2級の身体障害者手帳を所持する場合、地方自治体が実施する「重度心身障害者等に対する医療費助成制度」により医療費の自己負担分が助成されます。ただし、医療費が助成されるのは医療保険を用いた場合であることから、患者は医療療養病床を選択する可能性が高くなることが予想されます。よって、身体障害者ダミーは1級または2級の身体障害者手帳を所持する場合を1、それ以外（身体障害者手帳を所持しない場合も含む）を0とするダミー変数としています。

身体障害者ダミーの結果をみると、有意な負の値となっており、限界効果は－0.255と－0.254でした（表5－2内(1)、(2)の結果）。これは、1級または2級の身体障害者手帳を所持し、医療費の自己負担分を助成してもらえる場合、介護療養病床を選択する確率が25％強減少することを意味しています。この医療費の助成は医療保険を使用して医療を受けた場合に受けられるものです。よって、1級または2級の身体障害者手帳を所持する場合、患者には医療療養病床を選択する経済的インセンティブが働くといえます。

6　患者の医療の必要性が重要なのか？

最後に、療養病床選択には、③患者の医療の必要性が重要なのか、この点については表5－2の入院回数、脳血管疾患ダミー、心疾患ダミー、悪性腫瘍ダミーの限界効果の値をみて判断します。

まず、入院回数の多い患者は持病がある場合が多いことから、入院回数は患者の健康状態を表す変数の一つと考えられ、この変数の推定結果から療養病床選択が患者の健康状態に影響されるかどうかを明らかにすることができます。もし患者の医療の必要性によって療養病床が選択されているならば、入院回数の多い患者は健康状態が悪く医療療養病床に入院しているはずです。そして、その場合には有意な負の値となることが予想されますが、入院回数については有意な結果が得られていません（表5－2内(1)から(4)の結果）。これは患者の健康状態が療養病床の選択に有意な影響を与えないことを意味しています。健康状態が患者の医療の必要性と密接に関連するとすれば、この結果は医療の必要性が療養病床の選択に関係ないことを示唆していることになります。

次に、患者の健康状態を表すより直接的な変数として、脳血管疾患ダミー、心疾患ダミー、悪性腫瘍ダミーを用いています。日本において死亡率の高い疾病は、順に悪性腫瘍、心疾患、脳血管疾患です。これらの疾病は他の慢性の疾患と比べて高度な医療行為が必要となる可能性も高いので、それぞれの疾病で入院してきた場合を1、それ以外を0とするダミー変数を作成し、説明変数として用いています。

疾病に関する変数の結果をみると、脳血管疾患ダミー、心疾患ダミーに関してはすべて有意な結果となっておらず、療養病床の選択に有意な影響はないことが示されています（表5－2内(1)から(4)の結果)。また、脳血管疾患に関しては、発症後3カ月以内の短期ダミーと、3カ月を越す場合の長期ダミーに分けて変数を作成し、発症直後の高度な医療行為が必要な時期における療養病床選択への影響と、発症から時間が経過しリハビリ訓練等が必要となる時期における療養病床選択への影響の大きさも計測しています。その結果、どちらも有意な値ではなく、発症後の時間経過も療養病床の選択に有意な影響を与えていないことが示されています（表5－2内(2)、(4)の結果)。

有意な結果となっているのは悪性腫瘍ダミーのみでした。その限界効果をみると−0.380から−0.362の間の値となっており、悪性腫瘍の場合のみ、医療療養病床を選択する確率が4割弱高まるという結果になっています（表5－2内(1)から(4)の結果)。つまり、悪性腫瘍の場合は高度な医療行為が必要となる可能性が高いことから医療療養病床が選択されているということが示されたといえます[5]。

7　療養病床選択には病院や患者の経済的インセンティブが影響

西本・吉田の分析結果から、患者の入院時の療養病床選択は病院や患者の経済的インセンティブによる影響を強く受けていることがわかります[6]。また、患者の医療の必要性に関しては、悪性腫瘍の場合のみ医療の必要性を考慮して医療療養病床を選択する確率が高まりますが、悪性腫瘍以外では医療の必要性を考慮した療養病床選択にはなっていないことが示されました。日本は、医療の必要性が高い患者を医療療養病床へ、そして医療の必要性が低い患者を介護療養病床へ入院させることで、医療資源の効率的配分を図ろうと考えています。しかし、療養病床の選択には医療の必要性以外の経済的インセンティブが強く働いており、結果的に両者の役割分担がうまく機能しない要因になっているのかもしれません。

注

（1）西本真弓・吉田あつし（2009）「医療療養病床と介護療養病床の選択要因――ある療養病床を有する病院の事例から――」、医療科学研究所『医療と社会』19（3）、pp. 221-233（https://www.iken.org/publication/its/past/

pdf/19-3-3.pdf, ２０２１年５月４日閲覧)。

(２) 他に、日本が行う医療助成として、18歳以上の身体障害者を対象にした更生医療（現在は、更生医療、育成医療、精神通院医療を合わせて自立支援医療とよばれる）がある。これは、障害者の障害を除去または軽減して、生活能力や職業能力を回復、獲得させるために行う医療の費用を公費によって助成するというものである。しかし、対象となる障害区分は、肢体不自由、視覚障害、心臓機能障害など特定のものに限られ、すべての身体障害者が対象となるわけではない。一方、「重度心身障害者等に対する医療費助成制度」は対象が特定の障害区分に限られていない。助成対象者は各自治体によって多少異なっているが、A病院がある県では１級または２級の身体障害者手帳を所持する患者が医療保険で医療を受けた場合、その医療費の自己負担分（入院時の食事療養費を除く）を市町村と県が負担し、患者本人の自己負担はない。

(３) 西本真弓・吉田あつし（2009）「医療療養病床と介護療養病床の選択要因――ある療養病床を有する病院の事例から――」、医療科学研究所『医療と社会』19(３)、pp. 221–233 (https://www.iken.org/publication/its/past/pdf/19-3-3.pdf, ２０２１年５月４日閲覧)。

(４) 分析に用いたデータは２００３年１月から２００５年10月までのもので、当時は要支援であったが、２００６年４月以降は要支援が要支援１と要支援２に細分化されている。

(５) 西本真弓・吉田あつし（2009）「医療療養病床と介護療養病床の選択要因――ある療養病床を有する病院の事例から――」、医療科学研究所、『医療と社会』19（３）、pp. 221–233 (https://www.iken.org/publication/its/past/pdf/19-3-3.pdf, ２０２１年５月４日閲覧)。

(６) 西本真弓・吉田あつし（2009）「医療療養病床と介護療養病床の選択要因――ある療養病床を有する病院の事例から――」、医療科学研究所、『医療と社会』19（３）、pp. 221–233 (https://www.iken.org/publication/its/past/pdf/19-3-3.pdf, ２０２１年５月４日閲覧)。

第6章 要介護度によって病院収入はどれくらい違うのか？

1 要介護度が病院収入に与える影響をデータ分析

第4章、第5章で、病院には、要介護度の重い患者は介護報酬が高いことから介護療養病床に入院させ、要介護度の軽い患者は医療療養病床に入院させるという経済的インセンティブが働くことを述べました。それでは、実際、要介護度は病院収入にどれくらい影響を与えているのでしょうか。

A病院の入院患者のデータを用いて、要介護度が病院の収入に及ぼす影響をそれぞれの療養病床に分けて検証してみました。被説明変数に保険分合計と病院収入を用い、最小二乗法で推定を行っています。保険分合計とは、介護療養病床における介護報酬と医療療養病床における診療報酬をそれぞれ金額に換算したものです。介護報酬と診療報酬は、ともに点数で表示されていますが、1点10円で換算すると金額がわかります。一方で、病院収入とは、保険分合計、保険外合計、食事代を合計した金額を指しています。ここでの保険外合計とは、保険が適用されない差額ベッド代などに対する費用を

表6－1　記述統計量

変数名			データ数	平均	標準偏差	最小値	最大値
データセットA	介護療養病床	病院収入	107	465007.80	116530.60	57398	622450
		保険分合計	107	367692.70	94224.82	45480	521840
		性別ダミー（男性を1）	107	0.40	0.49	0	1
		入院時の年齢	107	85.21	7.69	64.05	101.96
		要介護度	107	2.26	0.98	0	3
		寝たきり度	107	6.41	1.35	3	8
		認知症度	107	5.27	2.12	1	8
	医療療養病床	病院収入	69	465611.40	105870.60	175702	587913
		保険分合計	69	359254.20	80862.03	142910	474420
		性別ダミー（男性を1）	69	0.41	0.49	0	1
		入院時の年齢	69	81.62	9.41	52.44	102.13
		要介護度	69	1.86	1.18	0	3
		寝たきり度	69	6.09	1.80	1	8
		認知症度	69	4.57	2.21	1	8
データセットB	介護・医療療養病床	入院日数	164	692.01	508.24	5	2134
		性別ダミー（男性を1）	164	0.37	0.48	0	1
		入院時の年齢	164	83.60	8.59	53.16	99.97
		入院回数	164	2.84	1.39	1	7
		寝たきり度ダミー（一日中ベッド上の場合を1）	104	0.58	0.50	0	1
		認知症度ダミー（介護が必要を1）	104	0.58	0.50	0	1

（注1）　性別ダミー：男性が1，女性が0．
（注2）　要介護度：要介護2以下の軽い場合は0，要介護3は1，要介護4は2，要介護5は3．
（出所）　筆者作成．

指しています。ただし、介護療養病床ではオムツ代は介護報酬に含まれており介護保険から支払われますが、医療療養病床ではオムツ代は保険外合計として計上され、患者が自己負担することになります。よって、医療療養病床ではオムツ代も保険外合計に含まれています。また、説明変数には性別ダミー（男性が1、女性が0のダミー変数）、入院時の年齢、要介護度を用いています。要介護度の変数は、要介護2以下の軽い場合を0、要介護3を1、要介護4を2、要介護5を3として作成し、それらの変数の記述統計量を表6－1の

表6‐2　保険分合計，病院収入に関する推定（最小二乗法）

変数名	被説明変数：保険分合計（円）				被説明変数：病院収入（円）			
	介護療養病床		医療療養病床		介護療養病床		医療療養病床	
	係数	P値	係数	P値	係数	P値	係数	P値
性別ダミー	10458.6	0.578	−27517.8	0.174	18730.9	0.424	−32930.1	0.216
入院時の年齢	−563.4	0.641	−591.0	0.581	−431.2	0.774	−643.8	0.648
要介護度	25276.9***	0.006	10823.2	0.201	27826.8**	0.016	12694.4	0.254
定数項	354333.7***	0.002	398585.4***	0.000	431286.0***	0.002	507976.2***	0.000
決定係数	0.052		0.014		0.039		0.002	
F検定統計量	2.950		1.310		2.420		1.050	
Prob>F	0.036		0.278		0.070		0.376	
サンプル数	107		69		107		69	

（注1）保険分合計，病院収入（被説明変数）.
（注2）性別ダミー：男性が1，女性が0.
（注3）要介護度：要介護2以下の軽い場合は0，要介護3は1，要介護4は2，要介護5は3.
（出所）筆者作成.

データセットAに、推定結果を表6‐2に示しています。

2　要介護度が病院収入に影響を与えるのは介護療養病床

要介護度の程度によって病院収入はどれくらい違うのかは、表6‐2の要介護度の係数の値から判断できます。まず、医療療養病床では有意な結果となっておらず、要介護度が保険分合計や病院収入に有意な影響を与えていないという結果が出ています。一方で、介護療養病床においては有意な正の値が得られています。介護保険の場合、要介護度が重いと保険分合計や病院収入が上がる傾向があることが有意に示されたことになります。係数をみると、介護療養病床では、要介護度の変数が1段階上がれば保険分合計は2万5300円程度上がり、病院収入は2万7800円程度上がることが示されています。

予想通り、医療療養病床の場合、要介護度は病院収入に影響を及ぼしませんが、介護療養病床の場合、病院収入に大きな影響を及ぼすことがわかりました。これは、医療療養病床では要介護度に関係のない診療報酬により病院収入が決定されますが、介護療養病床では要介護度が上がると受け取れる介護報酬が上がるシステムになっていることが影響しているからといえるでしょう。

第7章 要介護度が重い患者の生存率は？ 寝たきり度は？ 認知症度は？

1　要介護度が重い患者の健康状態は？

第5章において、患者の入院時における療養病床の選択に要介護度が影響している可能性があり、要介護度が重い患者は介護療養病床に入院している傾向があることを説明しました。それでは、要介護度が重い患者とはどういう健康状態の患者なのでしょうか。まずは、生存率に着目してみたいと思います。A病院の入院患者のデータ（表6－1のデータセットB）を用いて、カプラン・マイヤー法による要介護度の程度別生存率曲線を描いてみました。生存率曲線とは、時間が経過していく中で、患者が死亡するたびに、その時点においてどのくらいの患者が生存しているか、その割合を計算してグラフに描いたものです。横軸に入院日数、縦軸に生存率をとり、要介護度が軽度（要介護認定なし、要支援、要介護1、2）の場合と、要介護度が重度（要介護3、4、5）の場合に分けて描いたものが図7－1です。

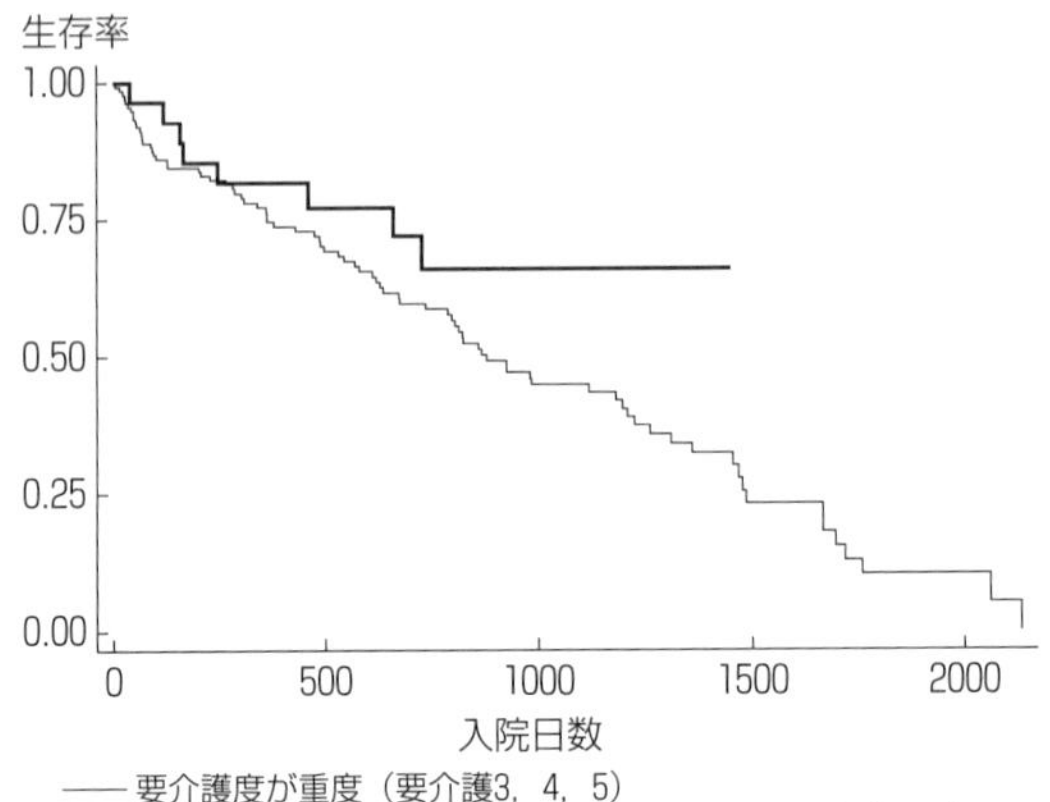

図7－1　要介護度の程度別生存率曲線

（出所）西本真弓（2007）「さまよえる高齢者の現実――療養病床を持つ病院の個人データからみえてくるもの」，清水哲郎編『高齢社会を生きる――老いる人／看取るシステム』東信堂，pp. 141-164.

ここでの入院日数とは、調査日において継続入院中の場合は入院日から調査日までの日数を表し、入院後に死亡した場合は入院日から死亡日までの日数を表しています。描かれる生存率曲線は、A病院に入院してきた時点、つまり入院日数0日の時点では、すべての患者が生存していることから1となります。その後、患者が死亡する時点ごとに生存率が減少するので、生存率曲線は階段状に減少していき0へと近づいていくことになります。図7-1をみると、要介護度が重い患者の生存率が一定の割合で低下して0に近づいていくのに対し、要介護度が軽い患者は、入院日数700日頃から65％くらいの生存率を維持しています。つまり、要介護度が軽い患者の生存率と比較して、要介護度が重い患者の生存率は低いということです。それでは、要介護度が重い患者ほど生存率が低いということはどういうことを意味しているのでしょうか。一つ考えらえるのは、要介護度が重い患者は重症である可能性が高いのではないかということです。

2　寝たきり度と認知症度は要介護度に影響するのか？

そこで、要介護度が重い患者の健康状態を探るために、寝たきり度、認知症度に着目して検証してみたいと思います。ここでは、前章で用いた要介護度（要介護2以下の軽い場合を0、要介護3を1、要介護4を2、要介護5を3）を被説明変数とし、表6－1のデータセットAを用いて順序型ロジット分析を行います。説明変数に、性別ダミー（男性が1、女性が0のダミー変数）、入院時の年齢、寝たきり度、認知症度を用いて、これらの変数が要介護度にどういう影響を及ぼすのかを療養病床別に明らかにします。

まず、寝たきり度とは「障害高齢者の日常生活自立度」を指し、大きな区分として、ランクJ（何らかの障害等を有するが、日常生活はほぼ自立しており独力で外出する）、ランクA（屋内での生活は概ね自立しているが、介助なしには外出しない）、ランクB（屋内での生活は何らかの介助を要し、日中もベッド上での生活が主体であるが座位を保つ）、ランクC（1日中ベッド上で過ごし、排泄、食事、着替において介助を要する）の4つに分かれています。また、それぞれのランクにおいて、例えばAランクではA1やA2というように、2つずつに細分化され、合計8つに分かれています。寝たきり度の変数は、J1が1、J2が2、A1が3、A2が4、B1が5、B2が6、C1が7、C2が8として作成しています。

一方、認知症度とは「認知症高齢者の日常生活自立度」を指し、大きな区分として、ランクⅠ（何らかの認知症を有するが、日常生活は家庭内および社会的にほぼ自立している）、ランクⅡ（日常生活に支障を来すような症状・行動や意志疎通の困難さが多少みられても、誰かが注意していれば自立できる）、ランクⅢ（日常生活に支障を来すような症状・行動や意志疎通の困難さがみられ、介護を必要とする）、ランクⅣ（日常生活に支障を来すような症状・行動や意志疎通の困難さが頻繁にみられ、常に介護を必要とする）、ランクM（著しい精神症状や問題行動あるいは重篤な身体疾患がみられ、専門医療を必要とする）の5つに分かれています。また、ランクⅡとランクⅢは、ⅡaやⅡbというように、さらに2つに細分化され、合計7つに分かれています。認知症度の変数は正常が1、Ⅰが2、Ⅱaが3、Ⅱbが4、Ⅲaが5、Ⅲbが6、Ⅳが7、Mが8として作成しています。

3　寝たきり度が重い患者は要介護度が重い

要介護度に影響を及ぼす要因の推定結果は表7－1に示しています。この結果をみると、まず、認

表7－1　要介護度に影響を及ぼす要因の推定（順序型ロジット分析）

変数名	介護療養病床			医療療養病床		
	係数	P値	限界効果	係数	P値	限界効果
性別ダミー	-0.637	0.191	-0.197	-0.037	0.944	-0.014
入院時の年齢	-0.013	0.679	-0.004	-0.011	0.721	-0.004
寝たきり度	1.231***	0.000	0.380	1.021***	0.000	0.374
認知症度	0.431***	0.000	0.133	0.199	0.145	0.073
閾値1	4.993			3.929		
閾値2	6.588			5.349		
閾値3	8.365			6.962		
サンプル数	107			69		

（注1）　要介護度（被説明変数）：要介護2以下の軽い場合は0，要介護3は1，要介護4は2，要介護5は3.
（注2）　性別ダミー：男性が1，女性が0.
（注3）　寝たきり度：J1が1，J2が2，A1が3，A2が4，B1が5，B2が6，C1が7，C2が8.
（注4）　認知症度：正常が1，Ⅰが2，Ⅱaが3，Ⅱbが4，Ⅲaが5，Ⅲbが6，Ⅳが7，Mが8.
（出所）　筆者作成.

知症度は医療療養病床においては有意な結果となっていません。また、介護療養病床において認知症度は有意な正の値が得られていますが、その限界効果はそれほど大きくなく、要介護度にあまり大きな影響を与えていないことがわかります。一方、寝たきり度はどちらの療養病床においても有意な正の値で、その限界効果も大きい値が示されています。つまり、要介護度に強い影響を与えているのは寝たきり度で、寝たきり度が重い患者は要介護度が重くなる傾向が示されたということになります。

第8章 療養病床は患者の医療の必要性で選択されているのか？

1 寝たきり度と認知症度が死亡リスクに与える影響

前章では、認知症度は要介護度に大きな影響を与えないが、寝たきり度は要介護度に大きな影響を与え、寝たきり度が重い患者は要介護度も重くなるという検証結果を示しました。その結果を受けて、ここでは、寝たきり度と認知症度が死亡リスクにどう影響するのかを明らかにしたいと思います。

どういう患者の死亡リスクが高いのかを明らかにするために、本章では入院日数がどのような要因の影響を受けているのかを検証します。まず、被説明変数を入院日数とし、表6－1のデータセットBを用いてコックス比例ハザード分析およびサバイバル分析を行います。説明変数には性別ダミー（男性が1、女性が0のダミー変数）、入院時の年齢、入院回数、寝たきり度ダミー、認知症度ダミーを用いています。寝たきり度ダミーでは、1日中ベッドの上で過ごしているかどうかに着目し、ランクCの場合を1、それ以外を0としています。一方、認知症度ダミーは、介護が必要である場合を1、それ以外を0としています。具体的には、ランクⅢ以上の重症患者を1とし、正常からランクⅡまでの軽症患者を0としています。ただし、寝たきり度と認知症度に関する情報は、2003年1月から2005年10月までについてのみ入手可能であるため、これらの変数を用いた分析ではサンプル数が104となっています。

2　寝たきり度が重い患者の死亡リスクは1・9倍

推定結果は表8－1に示しています。まず、性別ダミーの推定結果をみると、すべての推定においてハザード比が有意な正の値となっています。また、その値は推定結果1のサバイバル分析を除いては、すべて2・2前後の数字となっており、これは男性の死亡リスクが女性の死亡リスクの2・2倍で、かなり高いことを意味しています。また、入院時の年齢の推定結果をみると、1・03から1・06の間の値が得られています。これは、入院時の年齢が1歳増加したとき、死亡リスクが1・03から1・06倍高くなり、高齢になるほど死亡しやすくなるということを意味しています。

次に入院回数の結果をみると、推定結果1において有意な正の値が得られており、その値は約1・2となっています。これは、入院回数が1回増えると、死亡リスクが約1・2倍高まることを示しており、入退院を繰り返している患者ほど死亡リスクが高いことがわかります。入院回数が多い患者は、

表8－1　入院日数の推定（コックス比例ハザード分析，サバイバル分析）

変数名	推定結果1				推定結果2				推定結果3			
	コックス比例ハザード分析		サバイバル分析（ワイブル）		コックス比例ハザード分析		サバイバル分析（ワイブル）		コックス比例ハザード分析		サバイバル分析（ワイブル）	
	ハザード比	P値	ハザード比	P値	ハザード比	P値	ハザード比	P値	ハザード比	P値	ハザード比	P値
性別ダミー	2.236***	0	1.975***	0.002	2.175**	0.014	2.260***	0.010	2.146**	0.017	2.237**	0.012
入院時の年齢	1.036***	0.006	1.031**	0.022	1.050**	0.015	1.056***	0.007	1.048**	0.020	1.055***	0.009
入院回数	1.278***	0.003	1.221**	0.011	1.092	0.380	1.108	0.305	1.094	0.373	1.110	0.298
寝たきり度ダミー	－	－	－	－	1.877*	0.054	1.936**	0.044	1.683	0.171	1.754	0.141
認知症度ダミー	－	－	－	－	－	－	－	－	1.231	0.576	1.206	0.614
ln p	－	－	0.087	0.328	－	－	0.229	0.073	－	－	0.231	0.071
Log likelihood	-365.940		-198.064		-187.459		-127.982		-187.301		-127.853	
Prob＞chi2	0.0001		0.002		0.005		0.002		0.010		0.004	
サンプル数	164		164		104		104		104		104	

（注1）入院日数（被説明変数）.
（注2）性別ダミー：男性が1，女性が0.
（注3）寝たきり度ダミー：ランクCの場合を1，それ以外を0.
（注4）認知症度ダミー：ランクⅢ以上の重症患者を1とし，正常からランクⅡまでの軽症患者を0.
（出所）筆者作成.

患者の健康状態が良くない可能性が高く、それゆえ死亡リスクが高くなると考えられます。

また、認知症度は有意な結果となっていませんが、寝たきり度は推定結果2において1・9前後の有意な値となっています。これは、性別による影響に次いで大きな値であり、1日中ベッドの上で過ごし、排泄、食事、着替において介助を要する患者の場合、そうでない患者と比較して約1・9倍死亡リスクが高いことが示されたことになります。先ほどの入院回数が患者の健康状態を表す変数、つまり患者の潜在的な健康リスクと考えられるのに対し、この寝たきり度は患者の入院後の身体機能を表す変数と考えられます。つまり、寝たきり度が重い患者は、入院後の身体機能が低く、死亡リスクが高くなるということになります。

3　医療の必要性で療養病床が選択されないのは報酬システムが原因

以上の検証結果と、これまで明らかにしてきた検証結果をあわせて考えると、介護療養病床では、要介護度が重いほど病院収入が上がるシステムになっていることから、介護療養病床には要介護度が重い患者が多く入院していることが明らかになりました。また、寝たきり度が重い患者は要介護度が重い傾向にあり、死亡リスクが高いことも示されました。つまり、介護療養病床には要介護度、寝たきり度が重く、死亡リスクの高い患者、まさに医療の必要性が高いと考えられる患者が多く入院していることになります。これは、医療の必要性が低い患者を介護療養病床で受け入れるという目的とは逆に、むしろ医療の必要性が高い患者を介護療養病床で受け入れていることが示されたといえます。

そして、そうなってしまう要因は、介護療養病床では要介護度が重いと病院収入が上がるという報酬システムにあります。介護療養病床では、要介護度、寝たきり度が重く、死亡リスクの高い患者、つまり医療の必要性が高いと考えられる患者を受け入れた方が儲かるという経済的インセンティブが働いています。それゆえに、医療の必要性が高い患者を医療療養病床へ、そして医療の必要性が低い患者を介護療養病床へ入院させるという本来の目的とは異なった選択が行われており、日本が期待する医療資源の効率的配分は達成されていない可能性が示されたといえます。

第9章　療養病床再編の行方

1　2011年度末までに療養病床を23万床削減の政策

日本も療養病床に関する様々な調査を行っており、その結果を分析して、医療の必要性から判断した適切な療養病床の選択がなされていないことを把握していました。そこで2006年、日本は療養病床の再編に着手します。内容は2011年度末までに療養病床を23万床削減するというものでした。約25万床ある医療療養病床は10万床を削減して約15万床に、そして介護療養病床の約13万床は全廃し、介護老人保健施設やケアハウス、有料老人ホーム等に転換することを打ち出しました。医療の必要性が高い患者は医療療養病床へ、そして医療よりもむしろ介護の必要性が高い人については、在宅、居住系サービス、または老人保健施設等で対応することとし、医療の必要性に応じた機能分担の推進を目的とした再編の実施を発表しました。これにより、コストの高い病院から相対的にコストの低い介護施設へ患者を移すことが可能になります。表3－1の平均的な1人当たり費用額をみると、医療療養病床では1月約49万円、介護療養病床では約41万円であるのに対して、老人保健施設では約31万円、特別養護老人ホームでは約29万円と介護施設は療養病床よりかなり安い金額になっていることから、医療費の抑制が期待できるというわけです。

また同時に、医療療養病床の診療報酬体系について、気管切開や難病等の患者の疾患・状態に着目した「医療区分」(1～3)、食事・排泄等の患者の自立度に着目した「ADL区分」(1～3)による評価を導入し、医療の必要性に応じた評価を実施することとしました。これにより、医療の必要性の低い患者の診療報酬を引き下げ、医療療養病床に医療の必要性が高い患者を集約することを目指しました。医療療養病床の削減と介護療養病床の全廃でコストの高い病院から相対的にコストの低い介護施設へ患者を移し、医療の必要性の低い患者の診療報酬の引き下げも行うという、この療養病床の再編がうまくいけば3000億円程度の給付費の削減が期待できると試算していました(1)。

2 療養病床再編が迷走

しかし、2008年5月、厚生労働省は医療療養病床の削減を断念し、医療療養病床に関しては現状維持する方針に転換することを発表しました。新聞では、医療療養病床の削減策は、入院先を求めて住み慣れた地域をやむなく離れたり、高齢者を引き取った家族が介護に悲鳴を上げるケースなどを

表9-1　療養病床数の推移

2011（平成23）年介護保険法改正
　介護療養病床の**廃止・転換期限**を**H29年度末まで延長**

○介護療養病床の**老健施設等への転換が進んでいない現状**を踏まえ，**転換期限をH29年度末まで6年延長**（※平成24年以降，医療療養病床からの転換を含め，介護療養病床の**新設は認めない**）

【介護保険法改正の附帯決議】
介護療養病床の廃止期限の延長については，3年から4年後に実態調査をした上で，その結果に基づき必要な見直しについて検討すること．

	2006年3月	2012年3月	2015年3月〈参考〉
介護療養病床数	12.2万床	7.8万床 （△4.4万床）	6.3万床 （△5.9万床）
医療療養病床数	26.2万床	26.7万床 （+0.5万床）	27.7万床 （+1.5万床）
合　計	38.4万床	34.5万床	34.0万床

（注1）　括弧内は2006（平成18）年との比較．
（注2）　病床数については，病院報告から作成．
（出所）　厚生労働省（2016）「療養病床に関する基礎資料」第7回社会保障審議会療養病床の在り方等に関する特別部会 平成28年12月7日 参考資料2（https://www.mhlw.go.jp/file/05-Shingikai-12601000-Seisakutoukatsukan-Sanjikanshitsu_Shakaihoshoutantou/0000145177.pdf，2021年6月16日閲覧）．

生み、「患者追い出しを誘導し、行き場のない医療難民を大量に生む」との強い批判を招いたことが報道されています[2]。

　その後、介護療養病床の老人保健施設等への転換が進んでいない状況に鑑み、2011年の介護保険法改正において転換期限を2017年度末まで6年延長することを決定しました。実際、2006年3月時点で12万2000床あった介護療養病床数が、当初の介護療養病床廃止・転換期限である2012年3月時点でまだ7万8000床残っており（表9-1）、全廃には程遠い病床数であることがわかります。その後、延長された期限である2017年度末まで残すところ2年となった2015年3月時点でも、介護療養病床はまだ6万3000床も残っていました（表9－1）。この状況を受けて、介護療養病床の廃止・転換期限はさらに6年間延長され、現時点においては介護療養病床の全廃は2023年度末までに実施することとなっています。

日本が療養病床の再編に着手して、最初に介護療養病床の全廃を目指した際の期限は2011年度末でした。そこから、一度目の延期で2017年度末の期限となり、二度目の延期で2023年度末の期限となったわけです。何も手を打たずにこのまま月日が流れると、2023年度末の期限がきても介護療養病床の全廃は実現できていないということもありえるでしょう。

3　介護医療院の創設

そこで、日本では2018年4月に要介護高齢者の長期療養・生活のための施設として、新しく介護医療院を創設しました。介護医療院にはⅠ型とⅡ型があり、Ⅰ型は重篤な身体疾患を有する者および身体合併症を有する認知症高齢者等を主な利用者像としており、ここでは介護療養病床相当のサービスが提供されます。一方、Ⅱ型はⅠ型に比べて容態が比較的安定した者を利用者像としており、老人保健施設相当以上のサービスが提供されます。日本は、介護療養病床全廃の期限である2023年

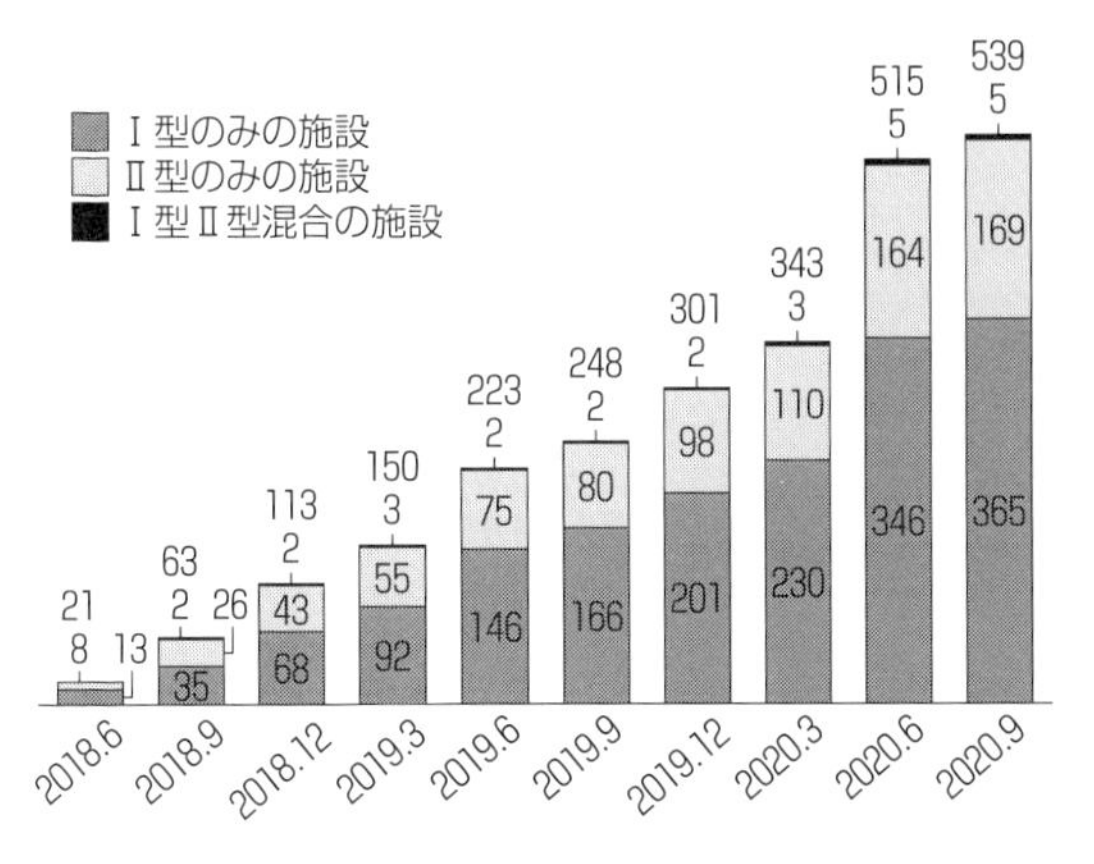

図 9－1　介護医療院の施設数の推移

（出所）厚生労働省（2020）「介護医療院・介護療養型医療施設の報酬・基準について」（https://www.mhlw.go.jp/content/12300000/000698291.pdf，2021年６月24日閲覧）.

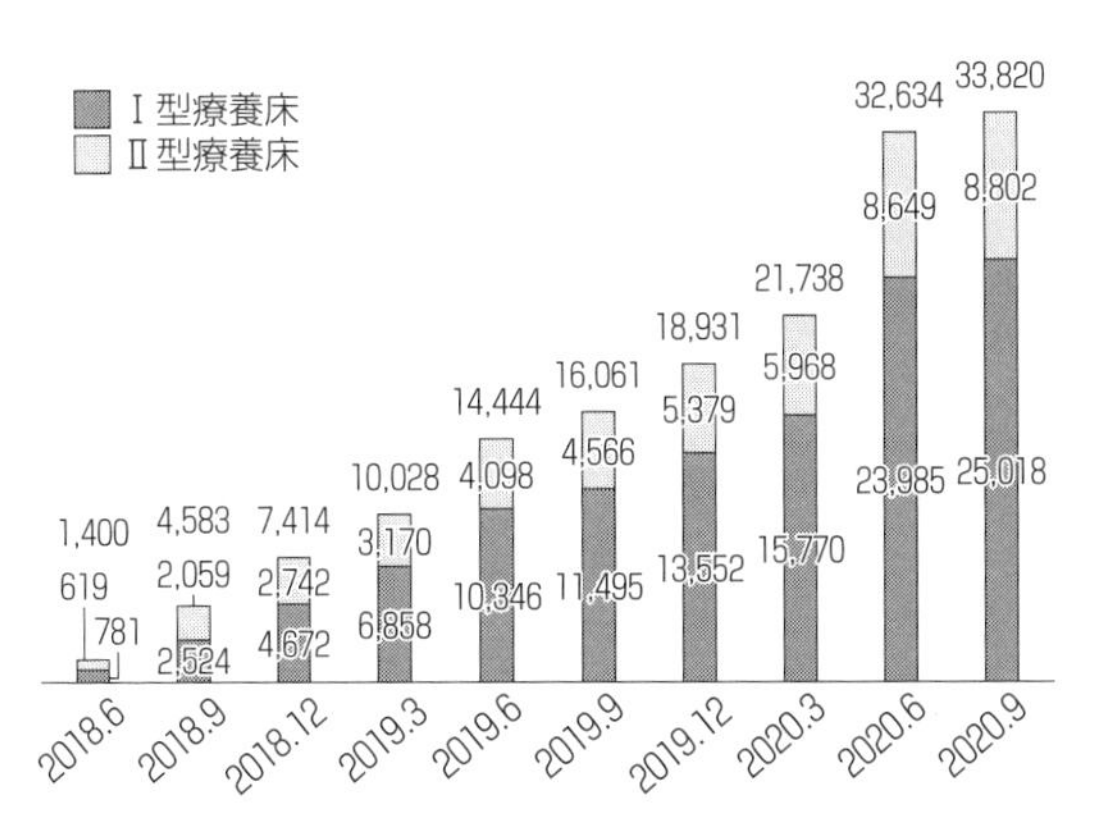

図 9－2　介護医療院の病床数の推移

（出所）図９－１と同じ.

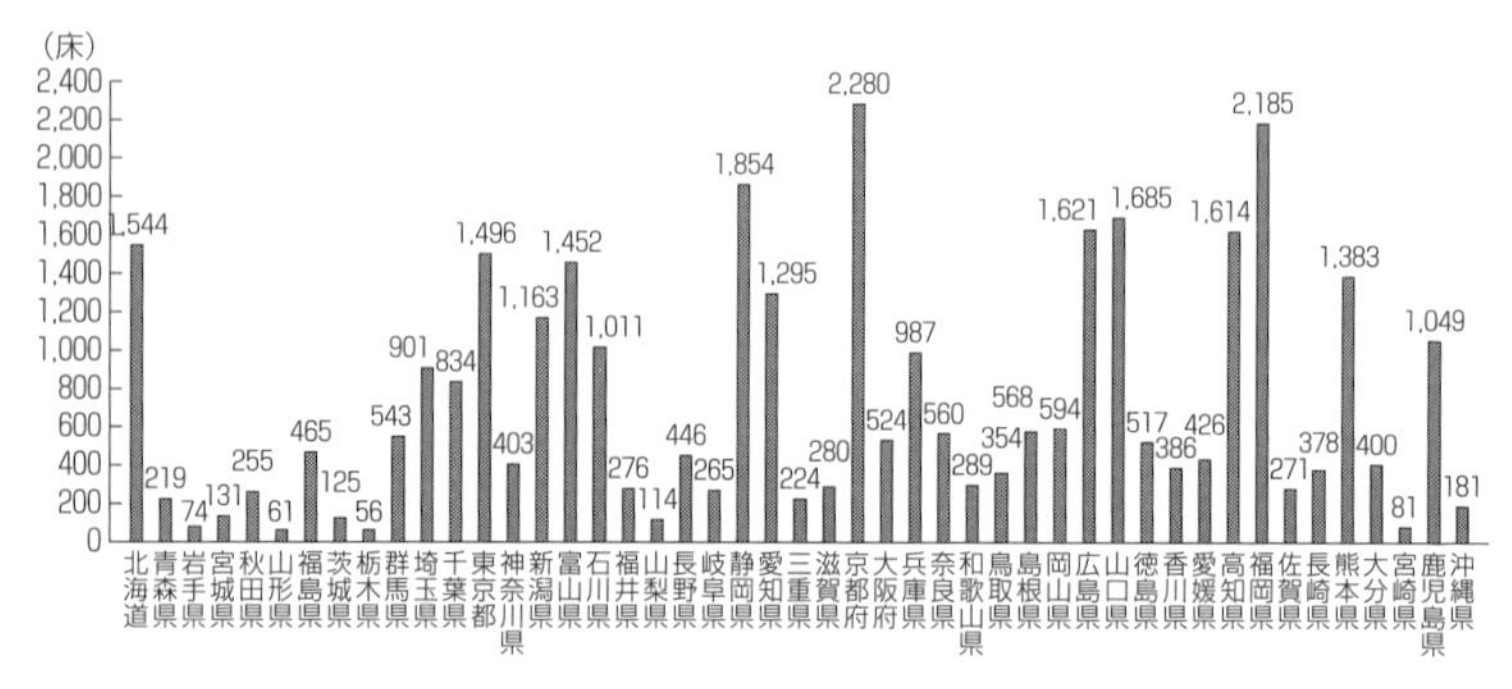

図9－3　都道府県別の介護医療院療養床数（2020年9月末）

（出所）図9－1と同じ.

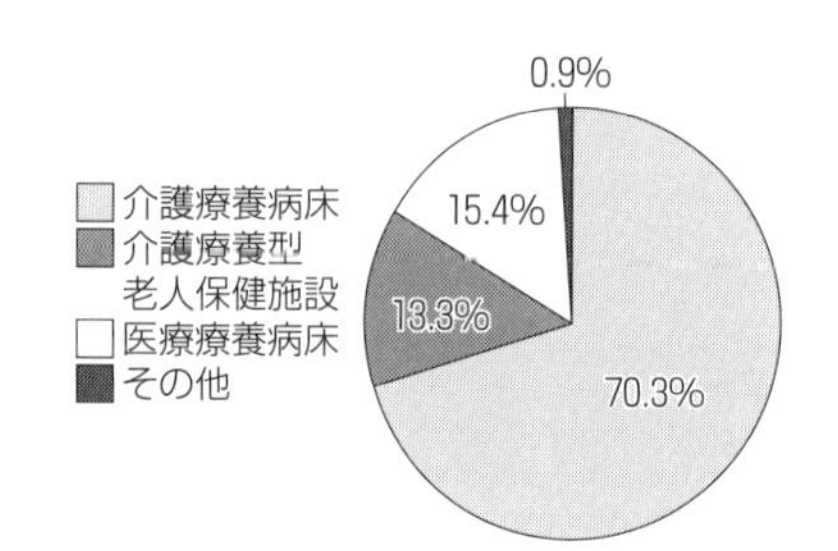

図9－4　介護医療院への転換元の病床割合

（出所）図9－1と同じ.

度末までに、介護療養病床が介護医療院へ順次転換していくことを想定しています。

図9－1をみると、介護医療院創設以降、順調に開設が進んでおり、2020年9月末時点での介護医療院開設数は539施設、図9－2をみると、その病床数は3万3820となっています。図9－3の都道府県別の療養床数をみると、地域によりばらつきがあることがみてとれますが、図9－4の転換元の病床割合

をみると介護療養病床からの転換が70・3％と4分の3近くを占め、想定した通り、介護療養病床から介護医療院への転換が進んでいることがわかります。

4　介護医療院が「ねじれの問題」を解決

実は、このように介護療養病床が介護医療院へ転換することによって、一つ解決する課題がありました。それは「ねじれの問題」です。これまで、介護療養病床には「病院」であるにもかかわらず介護保険が適用されるという「ねじれの問題」が生じていました。しかし、介護療養病床は「病院」ですが、介護医療院は「施設」ですので、介護療養病床が介護医療院へ転換することにより「病院」から「施設」に替わることになり、ずっと続いてきた「病院」に介護保険を適用するという「ねじれの問題」は解消されることになります。

5　介護医療院は医療の必要性と療養病床選択のミスマッチを解決できるのか？

それでも、介護療養病床が介護医療院に転換することで解決できるのか懸念される重大な課題が残っています。それは、医療療養病床と介護療養病床の選択の際に生じた問題、医療の必要性ではなく経済的インセンティブにより療養病床の選択が行われていたという問題を、介護医療院の創設によって解決できるのだろうかという課題です。介護医療院は入所の条件が介護療養病床と同じで、要介護1～5の認定を受けた65歳以上の人、もしくは、40～64歳の人で特定疾病により要介護認定を受けている人となっています。また、介護医療院の収入部分を左右する介護報酬においても要介護度が重いほど介護報酬が高くなる設定になっており、この点も介護療養病床と同じです。第5章から第8章で分析したように療養病床の選択には医療の必要性以外の経済的インセンティブが強く働いており、介護療養病床では要介護度が重いと病院収入が上がるシステムになっていることから、介護療養病床に要介護度が重い、医療の必要性が高い患者が入院してしまっていたわけです。介護医療院を、介護療養病床の介護報酬とほぼ同じシステムで運用していくならば、医療の必要性と療養病床選択のミスマッチ、この二の舞となるのではないでしょうか。今、介護医療院はスタートしたばかりで、介護療養病床からの転換も道半ばです。しかし、転換が完了した後、医療の必要性からみて適切な病院、施設がきちんと選択されているのか、実証分析により検証する必要があると考えます。

注

（1） 厚生労働省（2006）『療養病床の再編成について（第1回介護施設等の在り方委員会 H18.9.27 資料2）』(https://www.mhlw.go.jp/shingi/2006/09/dl/s0927-8c.pdf, 2021年6月9日閲覧)。

（2） 『毎日新聞』2008年5月24日 東京夕刊 1ページ 政治面。

第10章 在宅医療を支える在宅療養支援診療所

1　在宅療養支援診療所とは？

在宅療養支援診療所とは、居宅で療養する患者からの連絡に24時間対応することや、その求めに応じて24時間往診または訪問看護の提供や手配ができ、緊急時に入院できる病床を常に確保している診療所のことです。略して在支診とよばれています。在支診の要件は、①診療所である、②24時間連絡を受ける体制を確保している、③24時間往診可能である、④24時間訪問看護が可能である、⑤緊急時に入院できる病床を確保している、⑥連携する保険医療機関、訪問看護ステーションに適切に患者の情報を提供している、⑦年に1回、看取りの数を報告している、となっています[1]。要件の①として、保険医療機関たる診療所であることがあげられていますので、町中にある診療所のうち、在支診の要件を満たしており、在宅医療の志をもって申請を行った診療所が在支診として認められることになります。よって、在支診にはいろいろな診療科の医師が存在することになります。在支診は20

06年の診療報酬改定により新設されましたが、在支診には一般の診療所より高い診療報酬の点数が設定されており、在支診としての届出が促されるものとなっています。

この在支診が創設された背景の一つとして前章で述べた療養病床の再編があります。療養病床における医療費を抑制するため、2006年に健康保険法等の一部改正が行われ、2011年度末までに医療療養病床を25万床から15万床へ削減、13万床ある介護療養病床は廃止されることが決定しました。しかしながら、この再編を実現させれば当然、多くの患者が行き場を失うことになります。そこで、そうした患者の受け皿の一つとして在宅療養推進を目的に創設されたのが在支診というわけです。

さらに、2008年には在宅療養支援病院も創設されました。略して在支病とよばれています。在支病とは、診療所のない地域において在支診と同様に在宅医療の主たる担い手になっている病院を指します。①200床未満または4キロメートル以内に診療所がない病院、そして在支診の要件②から⑦までを満たすことが在支病の要件となっています。

また、2012年から従来型の在支診・在支病に加えて、機能を強化した在宅療養支援診療所（機能強化型在支診）と機能を強化した在宅療養支援病院（機能強化型在支病）も導入されています。機能強化型在支診・在支病では、複数の医師が在籍し、緊急往診と看取りの実績を有する医療機関（地域で複数の医療機関が連携して対応することも可能）が往診や在宅における医学管理等を行った場合に高い評価を行うこととなっており、機能強化型在支診・在支病の届け出が促されるように、従来型の在支診・

在支病よりさらに高い診療報酬が設定されています。具体的な機能強化型在支診・在支病の要件は、①在宅医療を担当する常勤の医師が3名以上配置、②過去1年間の緊急の往診の実績を5件以上有する、③過去1年間の在宅における看取りの実績を2件以上有する、の3要件です。①から③について、1医療機関がこの3要件を満たす単独型と、他の連携保険医療機関（診療所または200床未満の病院）との合計で3要件を満たす連携型があります。[2]

2 連携型の在宅療養支援診療所・在宅療養支援病院が在宅医療の促進を加速

ここで連携型が創設されたことにより、在宅医療の促進が加速されることになりました。これまで、特に在支診の場合では、医師が1人しかいないような診療所が多く、日中はもちろん、診療所にやってくる患者を午前と午後の診察時間で診て、その合間や夜間に24時間対応を迫られる在宅医療に従事するわけですから、人間の能力を超えたものが求められているといえます。在支診の申請はしたものの、体力的な限界もあって、開店休業状態の在支診も少なからず存在します。そんな中、連携型の機能強化型在支診ができたことで、在宅医療を志しているけれども、体力の限界を感じている在支診にとって、医師1人では不可能かもしれないが、複数の医師と連携して在宅医療を担うのなら24時間頑張れるのではないかという希望がみえたのではないでしょうか。また、連携型は在支病においても同

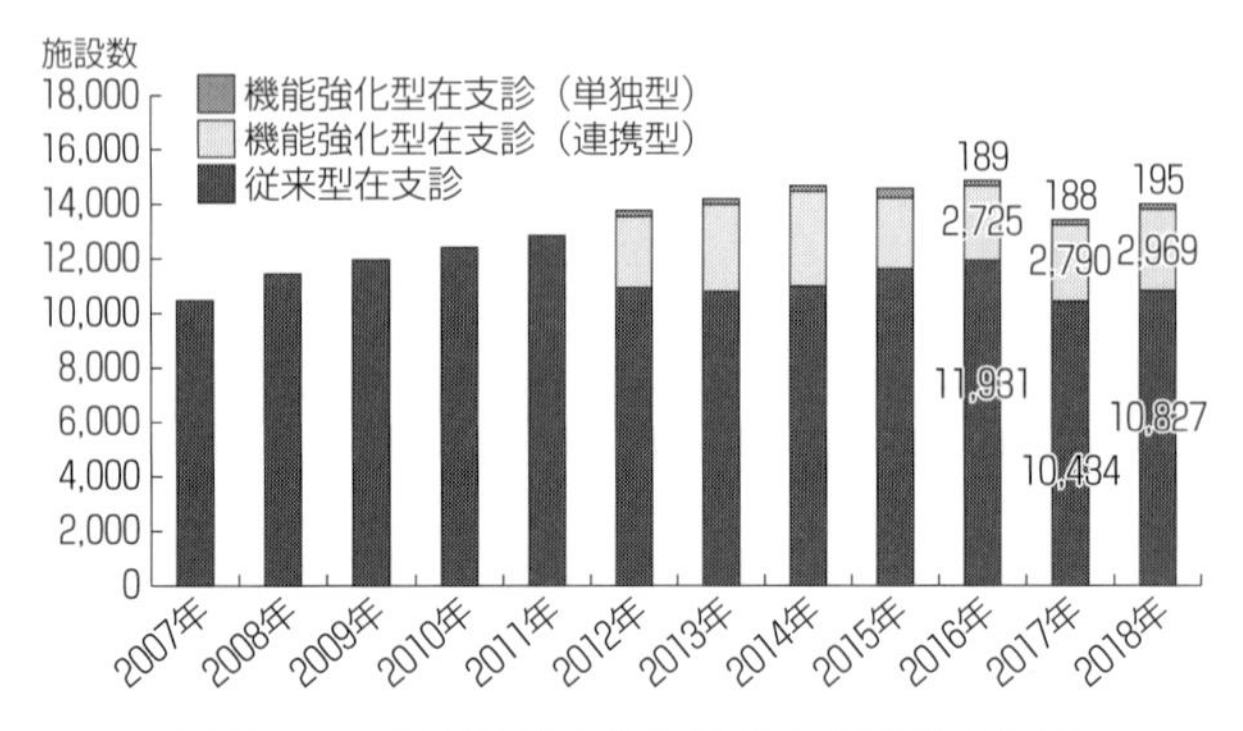

図10－1　在宅療養支援診療所の届出数の推移

（出所）厚生労働省（2019）「在宅医療（その１）」（https://www.mhlw.go.jp/content/12404000/000563523.pdf，2021年７月10日閲覧）．

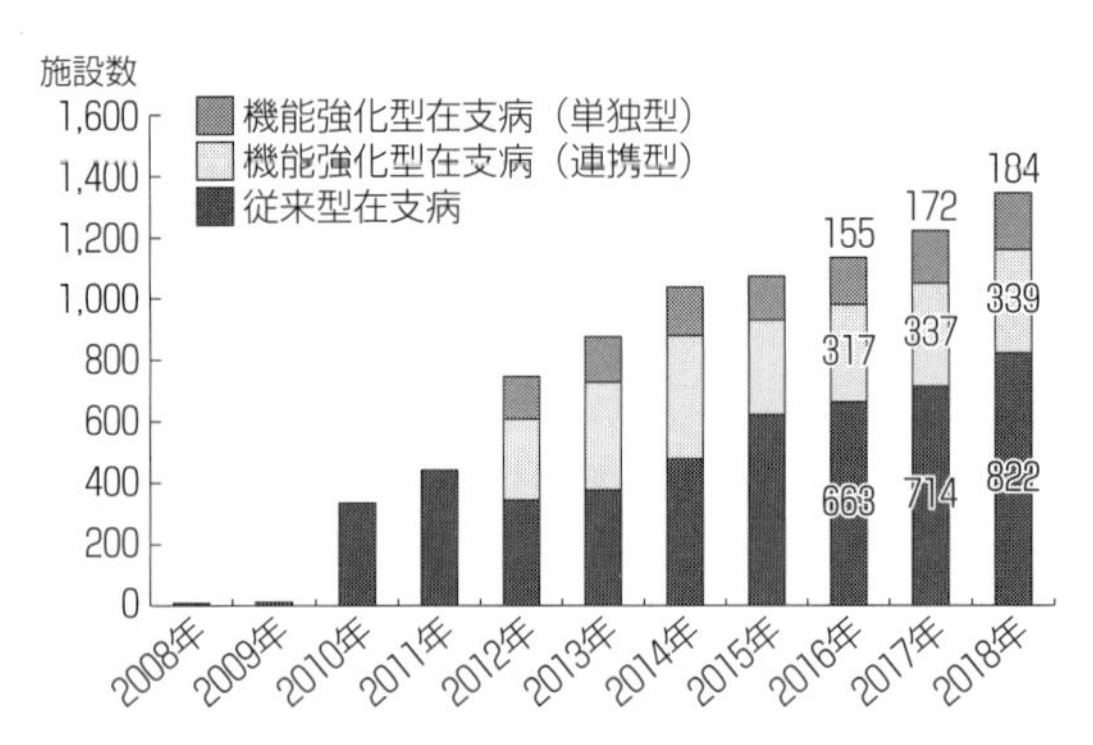

図10－2　在宅療養支援病院の届出数の推移

（出所）厚生労働省（2019）「在宅医療（その１）」（https://www.mhlw.go.jp/content/12404000/000563523.pdf，2021年７月10日閲覧）．

様の効果があります。

図10－1～2に在支診・在支病創設以降の施設数を示しています。図10－1をみると、機能強化型在支診が創設された年から、ある一定数が機能強化型在支診になり、その大部分が連携型であることがわかります。そして、図10－2の在支病は機能強化型在支病が創設された年に施設数の増加が加速し、機能強化型在支病創設以降は全体のほぼ半数が機能強化型在支病で、単独型のほぼ2倍が連携型を選択していることがみてとれます。在宅医療は昼夜を問わず患者対応が必要となりますので、複数の医師が連携することで個々の医師の負担が軽くなる効果があります。そして、連携することで在宅医療にかかる肉体的、精神的な負担のハードルが下がり、より多くの医療機関が在支診・在支病に手をあげてくれるようになれば、患者も安心して在宅での療養を選択することができます。

こうして日本は在宅医療の充実を目指して、在支診から始まり、在支病、機能強化型在支診・在支病を次々に創設してきましたが、医療機関における診療報酬は、在支診、在支病、機能強化型在支診・在支病、それぞれの申請が促されるシステムになっています。診療報酬とは医療機関の収入となるもので、医師が実施した医療行為ごとに点数が決まっています。これは診療報酬点数といわれており、1点10円として計算されます。また、この診療報酬点数の中に加算といわれるものがあり、医療行為に上乗せされる点数のことです。表10－1に2018年度の診療報酬改定の際の在宅患者訪問診療料[3]を示していますが、この図の中の在宅ターミナルケア加算を例にして、それぞれの医療機関での

表10－1　在宅患者訪問診療料等の概要（2018年度～）

在宅患者訪問診療料（Ⅰ）（1日につき）	同一建物居住者以外の場合	833点
	同一建物居住者の場合	203点

在宅ターミナルケア加算 在宅で死亡した患者に死亡日から2週間以内に2回以上の訪問診療等を実施した場合に算定	**機能強化型在支診・在支病**		**機能強化型以外の在支診・在支病**	**その他の医療機関**
	有床診・在支病	**無床診**		
	6,500点	5,500点	4,500点	3,500点
＋在宅緩和ケア充実診療所・病院加算	7,500点	6,500点		
＋在宅療養実績加算1			5,250点	
＋在宅療養実績加算2			5,000点	

看取り加算　在宅で患者を看取った場合に算定	3,000点
死亡診断加算　患家で死亡診断を行った場合に算定	200点

（注）　その他の加算
　乳幼児加算 400点.
　診療時間に応じた加算 診療時間が1時間超の場合に100点／30分を加算.
（出所）　厚生労働省（2019）「在宅医療（その1）」（https://www.mhlw.go.jp/content/12404000/000563523.pdf, 2021年7月10日閲覧）.

診療報酬の違いを説明したいと思います。

3　ターミナルケア加算とは？

まず、ターミナルケアとは、回復の見込みのない患者に対して苦痛を軽減し、精神的な安定を与えるように施される医療や介護のことで、終末期医療を意味しています。そして、在宅ターミナルケア加算とは、終末期において必要に応じたケアをした場合に算定できる加算で、在宅で死亡した患者に死亡日および死亡日前14日以内に、2回以上の往診または訪問診療を実施した場合に算定される加算です。医療機関別に在宅ターミナルケア加算の点数を表10－1で比較すると、機能強化型在支診・在支病の有床の場合が最も高く6500点、次に無床の場合が5500点、機能強化型在支診・在支病以外の在支診・在支病が4500点、そしてその他の医療機関が3500点となっています。例えば、在支診ではない一般の診療所の医師が在宅ターミナルケアを実施した場合では、金額にして3万5000円の収入となりますが、機能強化型在支診・在支病で有床の医療機関が同じ医療行為を行った場合の収入は6万5000円となり、医療機関にとっては、機能強化型在支診・在支病の申請を促すという経済的インセンティブが働く診療報酬のシステムになっています。今は、在宅ターミナルケア加算を例に説明しましたが、それ以外の加算においても、在宅ターミナルケア加算の診療報酬設定と同様に、機能強化型在支診・在支病の診療報酬点数が最も高く、次いで機能強化型在支診・在支病以外の在支診・在支病、そして、その他の医療機関が最も低くなるという設定になっている場合があることから、総額としてそれぞれの医療機関の収入には大きな差が生じることになります。つまり、一般の診療所では在支診としての申請が促され、在支診では強化型在支診としての申請が促される診療報酬の設計になっており、それぞれの医療機関が在宅医療の促進を目指すようなシステムになっているといえます。

日本はその後も、在宅医療を担う医療機関の確保と質の高い在宅医療を目指して診療報酬改定を行っています。2014年度の診療報酬改定では、機能強化型在支診・在支病の要件はさらに厳しくなり、複数の医療機関が連携して機能強化型在支診・在支病の基準を満たしている場合において、連携している各医療機関それぞれについても一定の実績を必要とすることとなりました。具体的な変更点は、過去1年間の緊急往診の実績が5件以上から10件以上になったこと、過去1年間の在宅看取りの実績が2件以上から4件以上になったこと、そして複数の医療機関が連携して上記の要件を満たしても差し支えないが、それぞれの医療機関が過去1年間の緊急往診の実績4件以上、過去1年間の看取りの実績2件以上の2要件を満たしていることが加わりました。

4　療養病床再編で行き場を失う患者の受け皿

また、在宅医療を行うにあたり、緊急時における後方病床の確保が重要であることを踏まえて、日本は在宅療養後方支援病院も新設しました。その施設基準は、許可病床200床以上の病院であること、当該病院を緊急時に入院を希望する病院としてあらかじめ当該病院に届け出ている患者（入院希望患者）について緊急時にいつでも対応し、必要があれば入院を受け入れること、入院希望患者に対して在宅医療を提供している医療機関と連携し、3月に1回以上、診療情報の交換をしていることです[4]。

さらに、2016年度の診療報酬改定では、在宅医療を専門に行う医療機関を開設しました。在宅患者が95％以上の在支診が、年間5か所以上の医療機関からの新規患者紹介実績、年間の看取り実績が20件以上または年間の超・準超重症児の患者が10人以上、施設総管の件数÷在総管・施設総管の件数≦0.7[5]（要介護3以上の患者＋重症患者）÷在総管・施設総管の件数≧0.5の4つの要件を満たすことで在宅医療を専門に行う医療機関と認められることになります[6]。このように、療養病床再編による病床数減少で行き場を失う患者の受け皿になるよう、在宅医療を行う様々な医療機関が創設され、日本の在宅医療が推し進められてきているのです。

注

（1）厚生労働省保険局医療課（2014）『平成26年度診療報酬改定の概要【在宅医療】（平成26年3月20日在宅医療推進会議資料）』（https://www.ncgg.go.jp/zaitakusuishin/zaitaku/documents/08_2-2.pdf，２０２１年７月８日閲覧）。

（2）厚生労働省保険局医療課（2014）『平成26年度診療報酬改定の概要【在宅医療】（平成26年3月20日在宅医療推進会議資料）』（https://www.ncgg.go.jp/zaitakusuishin/zaitaku/documents/08_2-2.pdf，２０２１年７月８日閲覧）。

（3）在宅医療には、訪問日をあらかじめ決めて定期的に訪問する訪問診療と、予定外で訪問する往診の2つの診療形態があり、前者の場合に算定されるのが在宅患者訪問診療料である。なお、後者の場合には往診料が算定されることとなる。

（4）厚生労働省保険局医療課（2014）『平成26年度診療報酬改定の概要【在宅医療】（平成26年3月20日在宅医療推

進会議資料）』（https://www.ncgg.go.jp/zaitakusuishin/zaitaku/documents/08_2-2.pdf, ２０２１年7月8日閲覧）。

（５） 在総管は在宅時医学総合管理料の略で、施設総管は施設入居時等医学総合管理料の略である。在総管と施設総管は、通院が困難な患者に対して、本人の同意を得て計画的な医学管理の下に定期的な訪問診療を行う場合に月１回算定できる診療報酬である。在総管と施設総管は診療報酬が高いこともあり、在宅医療を行う医療機関の主たる診療報酬ともいえる。また、在総管と施設総管のどちらを算定するかは患者の居住場所によって決まる。在総管は自宅で療養する患者やケアハウスの入居者などに算定し、施設総管は施設入居者に対して算定する。

（６） 厚生労働省（2017）『中央社会保険医療協議会 診療報酬改定結果検証部会（第52回）議事次第（中医協 検－５－２参考 29.5.31）』（https://www.mhlw.go.jp/file/05-Shingikai-12404000-Hokenkyoku-Iryouka/0000166342.pdf, ２０２１年7月15日閲覧）。

第11章 地域の在宅療養支援診療所数に影響を与える要因

1 在宅療養支援診療所数に地域差はあるのか？

図10－1～2によると、日本全体においては在支診創設以降、順調に施設数が増加していることがわかりますが、実際、在支診数に地域差はあるのでしょうか。また、地域差があるとしたら、それはどういう要因によるものなのでしょうか。西本・西田は、2010年の都道府県別データを用いてデータ分析を行っています。[1]

図11－1は高齢者10万人当たりの在支診数を都道府県別に示したグラフです。在支診は、毎年7月1日時点において「在宅療養支援診療所に係る報告書」を地方厚生局に提出することが義務付けられています。西本・西田は、「行政機関の保有する情報の公開に関する法律」に基づき、2010年7月1日時点で各在支診から地方厚生局に提出された「在宅療養支援診療所に係る報告書」を厚生労働省が都道府県別に集計したものに対して開示請求を行い、入手しています。[2] 高齢者10万人当たりの在

支診数は、開示請求により入手したデータの「届出数」を用いて算出したものです（表11－1）。

図11－1をみると、まず都道府県ベースの高齢者10万人当たりの在支診数にかなりの地域差が生じていることがわかります。全体的にみると、東日本より西日本の方が在支診数が多い傾向があります。黒の棒線で表した30施設以下の都道府県をみると、そのほとんどが東日本で、西日本では２県のみです。また、在支診数が多い県をみると、長崎県が82・9施設で最も多く、次いで大阪府の82・3施設、広島県の78・6施設と続きますが、すべて西日本です。逆に在支診数が少ない県をみると、富山県が15・4施設で最も少なく、次いで新潟県の17・9施設、千葉県の18・3施設と続き、すべて東日本に位置する県です。最も在支診数が多い長崎県は、最も少ない富山県の約５・４倍の施設数となっており、大きな差がみられることがわかります。

2　地域の在宅療養支援診療所数に影響を及ぼす要因とは？

それでは、こうした地域差が生じる要因は何なのでしょうか。それを明らかにするために、西本・西田は、地理的要因の一つである雪日数や、経済的要因の一つである後期高齢者医療費、そして在支診の設置に関わる状況的要因として一般病院数、一般診療所数、療養病床数、医師数、看護師・准看護師数を説明変数に用いて、高齢者10万人当たりの在支診数に影響を及ぼす要因をデータ分析してい

表11－1　変数の説明

変数名	定　義	データの出所	元データ
在支診数（施設）	在支診数（高齢者10万人当たり）＝在支診届出数／2010年老年人口×10万人	在支診届出数：2010年７月１日時点の「在宅療養支援診療所に係る報告書」は厚生労働省へ開示請求して入手 2010年老年人口：総務省「社会生活統計指標―都道府県の指標―2015」	老年人口：総務省2010年「国勢調査」
雪日数(日)	年間雪日数	総務省「統計でみる都道府県のすがた2013」	気象庁観測部2010年「気象庁年報」
後期高齢者医療費(円)	被保険者１人当たり後期高齢者医療費	総務省「統計でみる都道府県のすがた2013」	厚生労働省2010年「後期高齢者医療事業年報」
一般病院数（施設）	一般病院数（人口10万人当たり）	総務省「統計でみる都道府県のすがた2013」	厚生労働省2010年「医療施設調査」「病院報告」 人口：総務省2010年「国勢調査」
一般診療所数（施設）	一般診療所数（人口10万人当たり）	総務省「統計でみる都道府県のすがた2013」	厚生労働省2010年「医療施設調査」「病院報告」 人口：総務省2010年「国勢調査」
療養病床数（病床）	療養病床数（高齢者10万人当たり）＝療養病床数／2010年老年人口×10万人	2010年療養病床数：厚生労働省2010年「病院報告」下巻第７表 2010年老年人口：総務省「社会生活統計指標―都道府県の指標―2015」	老年人口：総務省2010年「国勢調査」
医師数(人)	医療施設に従事する医師数（人口10万人当たり）	総務省「統計でみる都道府県のすがた2013」	厚生労働省2010年「医師・歯科医師・薬剤師調査」 人口：総務省2010年「国勢調査」
看護師・准看護師数（人）	医療施設に従事する看護師・准看護師数（人口10万人当たり）	総務省「統計でみる都道府県のすがた2013」	厚生労働省2010年「衛生行政報告例」 人口：総務省2010年「国勢調査」

（出所）　西本真弓・西田喜平次（2019）「地域の在宅療養支援診療所数に影響を与える要因――都道府県データを用いた実証分析――」，厚生労働統計協会『厚生の指標』66(4)，pp. 22-28.

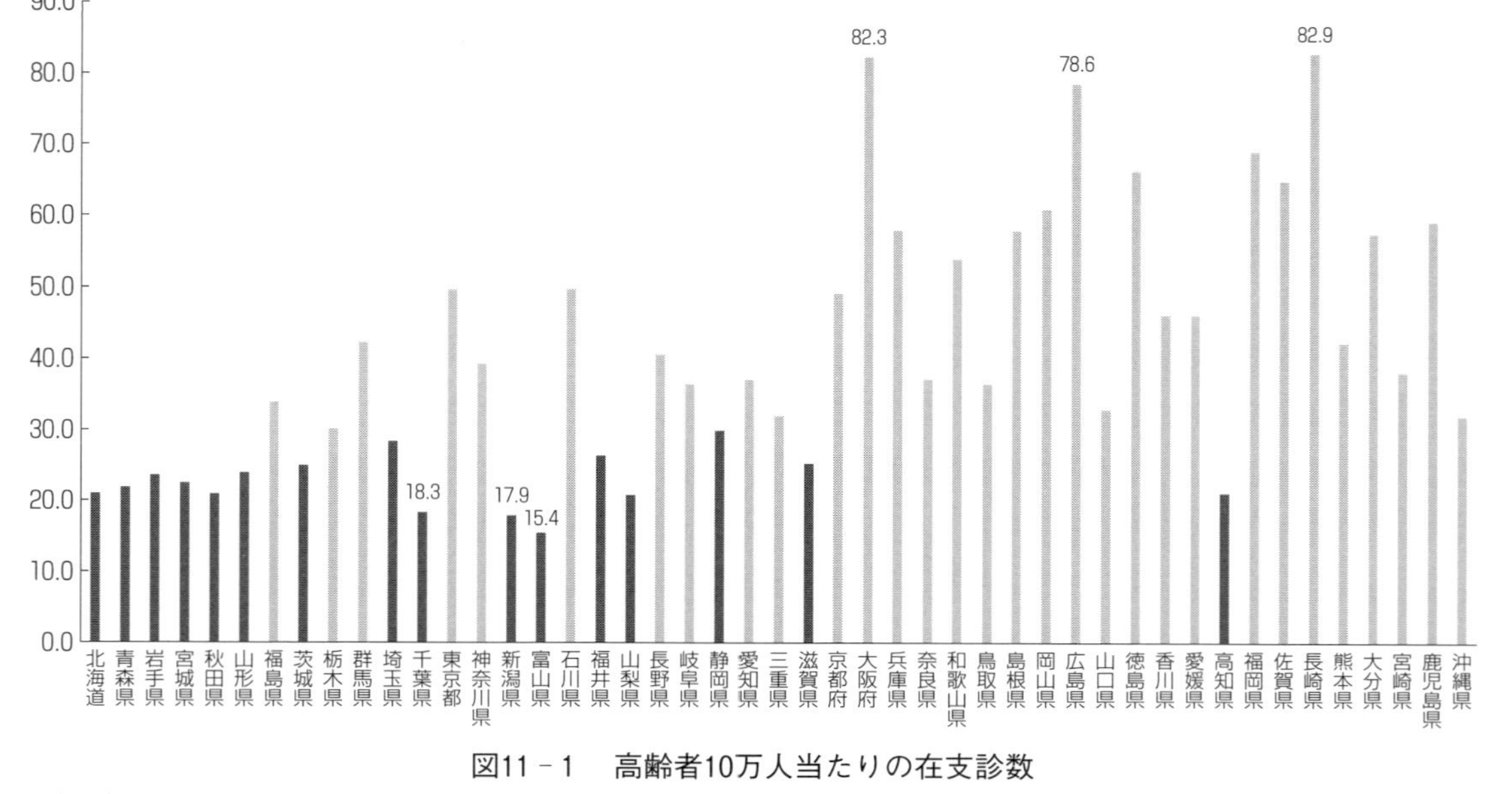

図11－1　高齢者10万人当たりの在支診数

（注１）　高齢者10万人当たりの在支診数＝在支診届出数／2010年老年人口×10万人.

（注２）　在支診届出数は2010年７月１日時点の厚生労働省「在宅療養支援診療所に係る報告書」.
老年人口は総務省「社会生活統計指標―都道府県の指標―2015」.

（出所）　西本真弓・西田喜平次（2019）「地域の在宅療養支援診療所数に影響を与える要因――都道府県データを用いた実証分析――」，厚生労働統計協会『厚生の指標』66(4)，pp. 22-28.

ます[3]。それぞれの変数の定義とデータの出所は表11－1に示しています。また、記述統計量は表11－2に、最小二乗法による推定結果は表11－3に示しています。表11－3の結果1が説明変数に医療機関に関する変数群を用いた推定結果で、結果2が医療機関従事者に関する変数群を用いた推定結果です。徳島県の療養病床数が欠損値となっていたため、説明変数に療養病床数を用いた結果1のサンプル数は46となっています。

表11－3の係数の値をみて、それぞれの変数が高齢者10万人当たりの在支診数にどのくらい影響を与えているのかを判断します。推定結果から4点が明らかになりました。まず1点目は、雪日数が多いほど在支診数が少なくなるということです。結果1では雪日数の係数は－0.0735です。これは雪が降らない都道府県と比較して1年に100日間、雪が降る都道府県では高齢者10万人当たりの在支診数が7・35施設少なくなることを意味しています。また、結果2の係数は－0.1273であることから、高齢者10万人当たりの在支診数が12・73施設少なくなることが示されており、ともに雪日数が多いほど在支診数が少なくなるという結果になっています。

24時間の往診や訪問看護が求められる在支診にとって、雪はスムーズな移動を妨げる要因となり、冬場の移動で大きな労力を要することが、在支診の届け出を躊躇させているといえます。例えば、豪雪地帯の診療報酬を高く設定して、在支診としての届け出を促すような政策も一案といえるのかもしれません。もちろん、その際、その地域の医療費の自己負担額が高くなるようなことがないように配

表11－2　記述統計量（サンプルサイズ47の場合）

変数名	平均値	標準偏差	最小値	最大値
在支診数（施設）	40.5	18.0	15.4	82.9
雪日数（日）	32.0	33.1	0.0	129.0
後期高齢者医療費（円）	896811.4	103430.5	730269.0	1146623.0
一般病院数（施設）	7.0	2.8	3.3	16.2
一般診療所数（施設）	78.9	12.3	56.4	106.1
療養病床数（病床）	103.1	75.5	19.9	382.1
医師数（人）	223.0	36.2	142.6	286.2
看護師・准看護師数（人）	989.1	229.8	591.5	1434.1

（出所）　西本真弓・西田喜平次（2019）「地域の在宅療養支援診療所数に影響を与える要因――都道府県データを用いた実証分析――」，厚生労働統計協会『厚生の指標』66(4)，pp. 22-28.

表11－3　最小二乗法による高齢者10万人当たりの在支診数の推定結果

説明変数名	結果１		結果２	
	係数	t 値	係数	t 値
雪日数（日）	-0.0735*	-1.73	-0.1273*	-1.97
後期高齢者医療費（円）	0.0001***	5.46	0.0001**	2.08
一般病院数（施設）	-0.7472	-1.18		
一般診療所数（施設）	0.8178***	6.78		
療養病床数（病床）	-0.0757***	-4.04		
医師数（人）			0.1768**	2.19
看護師・准看護師数（人）			-0.0043	-0.36
定数項	-93.0331***	-6.28	-43.4871**	-2.23
自由度修正済み決定係数	0.7611		0.4683	
F 値	29.68		11.13	
サンプルサイズ	46		47	

（注）　***，**，*，はそれぞれ１%，５%，10%水準で有意な値を示す.

（出所）　西本真弓・西田喜平次（2019）「地域の在宅療養支援診療所数に影響を与える要因――都道府県データを用いた実証分析――」，厚生労働統計協会『厚生の指標』66(4)，pp. 22-28.

慮することが前提です。

2点目は、後期高齢者医療費が高い都道府県では在支診数が多くなっているということです。結果1、結果2ともに後期高齢者医療費の係数が0・0001で、被保険者1人当たりの後期高齢者医療費が1万円高くなると、高齢者10万人当たりの在支診数が1施設多くなることを意味しています。つまり、高齢者の医療機関での支払いが多い地域では在宅医療を意欲的に行って儲けようという経済的インセンティブが働き、在支診の届け出が促されているということになります。

3点目は、一般病院数は在支診数に有意な影響を与えませんが、一般診療所数は有意な正の影響を、療養病床数は有意な負の影響を及ぼしていることです。一般診療所数の係数は0・8178を示しており、人口10万人当たりの一般診療所数が1施設多くなると、高齢者10万人当たりの在支診数が0・8178施設多くなるという結果が示されたことになります。一般診療所が在支診として届け出を出すかどうかの意思決定を行い、届け出を出せば在支診としての診療報酬が受け取れるシステムとなっていることから、一般診療所が多い地域は、在支診として届け出を出せる診療所が多いことを意味しています。よって、この結果は予想通りといえます。

次に、療養病床とは主として長期にわたり療養を必要とする患者のための病床ですから、在支診と療養病床は対象患者の属性がほぼ同じということになります。療養病床数の係数は－0.0757で、高齢者10万人当たりの療養病床数が1病床増加すると、高齢者10万人当たりの在支診数が0・0757施設減少することを意味しており、療養病床が多い地域では在支診の必要性が少なく、在支診として届け出を出さない傾向があるという結果も予想通りです。日本は療養病床数の削減を図っており、削減によって行き場を失う患者のための受け皿の一つとして在支診は創設されました。分析結果において療養病床数が在支診数に負の影響を及ぼすことが示されたことは、療養病床削減に着手した2006年以降、在支診数がほぼ増加傾向を続けていることからも確認できます（図10－1～2）。

4点目は、看護師・准看護師数は在支診数に有意な影響を及ぼしませんが、医師数が多い都道府県では在支診数が多くなることが有意に示されています。医師数の係数は0・1768で、これは医師数が1人多くなると高齢者10万人当たりの在支診数が0・1768施設多くなることを意味しています。在支診は24時間の対応が求められていることから、医師の負担は大きいことが予想されます。医師数が少ない地域では、24時間対応を可能にするほどの医師数を確保できない可能性が高くなり、在支診の届け出が抑制されることが示されたといえます。

本章では、実際、在支診数に地域差があることを示し、その地域差がどういう要因によるものなのかを探ってきました。その結果、雪日数、後期高齢者医療費、一般診療所数、療養病床数、医師数が地域の在支診数に影響を与えていることがわかりましたが、そのうち特に、豪雪地帯や、医師不足の地域で在支診数が少なくなるという地域格差は医療の公平性という観点からみて、今後、議論が必要な課題であるといえるでしょう[4]。

注

（1）西本真弓・西田喜平次（2019）「地域の在宅療養支援診療所数に影響を与える要因――都道府県データを用いた実証分析――」、厚生労働統計協会『厚生の指標』66（4）、pp. 22-28.

（2）西本真弓・西田喜平次（2019）「地域の在宅療養支援診療所数に影響を与える要因――都道府県データを用いた実証分析――」、厚生労働統計協会『厚生の指標』66（4）、pp. 22-28.

（3）西本真弓・西田喜平次（2019）「地域の在宅療養支援診療所数に影響を与える要因――都道府県データを用いた実証分析――」、厚生労働統計協会『厚生の指標』66（4）、pp. 22-28.

（4）西本真弓・西田喜平次（2019）「地域の在宅療養支援診療所数に影響を与える要因――都道府県データを用いた実証分析――」、厚生労働統計協会『厚生の指標』66（4）、pp. 22-28.

第12章　在宅看取りで日本が目指すもの、国民の希望、そして現状は？

1　人生の最期を迎えたい場所はどこ？

看取りとは、近い将来、死が避けられないとされた人に対し、身体的苦痛や精神的苦痛を緩和・軽減するとともに、人生の最期まで尊厳ある生活を支援することと定義されています[1]。つまり、看取りとは無理な延命治療を行わず、自然に訪れる最期までの過程を見守って支援することといえます。厚生労働省は、この看取りについて、住み慣れた自宅や介護施設等、患者が望む場所で看取りを行うことができる体制を確保することを目標に掲げています[2]。つまり、在宅看取りです。

一方で、日本国民は人生の最期を迎えたい場所についてどう考えているのでしょうか。図12－1に、3つの病状別に最期を迎えたい場所を尋ねた結果を示しています。末期がんで、食事や呼吸が不自由であるが、痛みはなく、意識や判断力は健康なときと同様の場合、最期を迎えたい場所は医療機関と回答した人が18・8％、介護施設が1・4％、自宅が69・2％、無回答が10・5％です。次に、重度

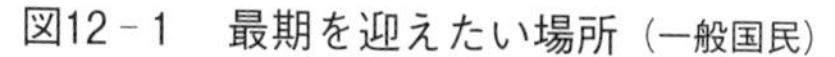

図12－1　最期を迎えたい場所（一般国民）

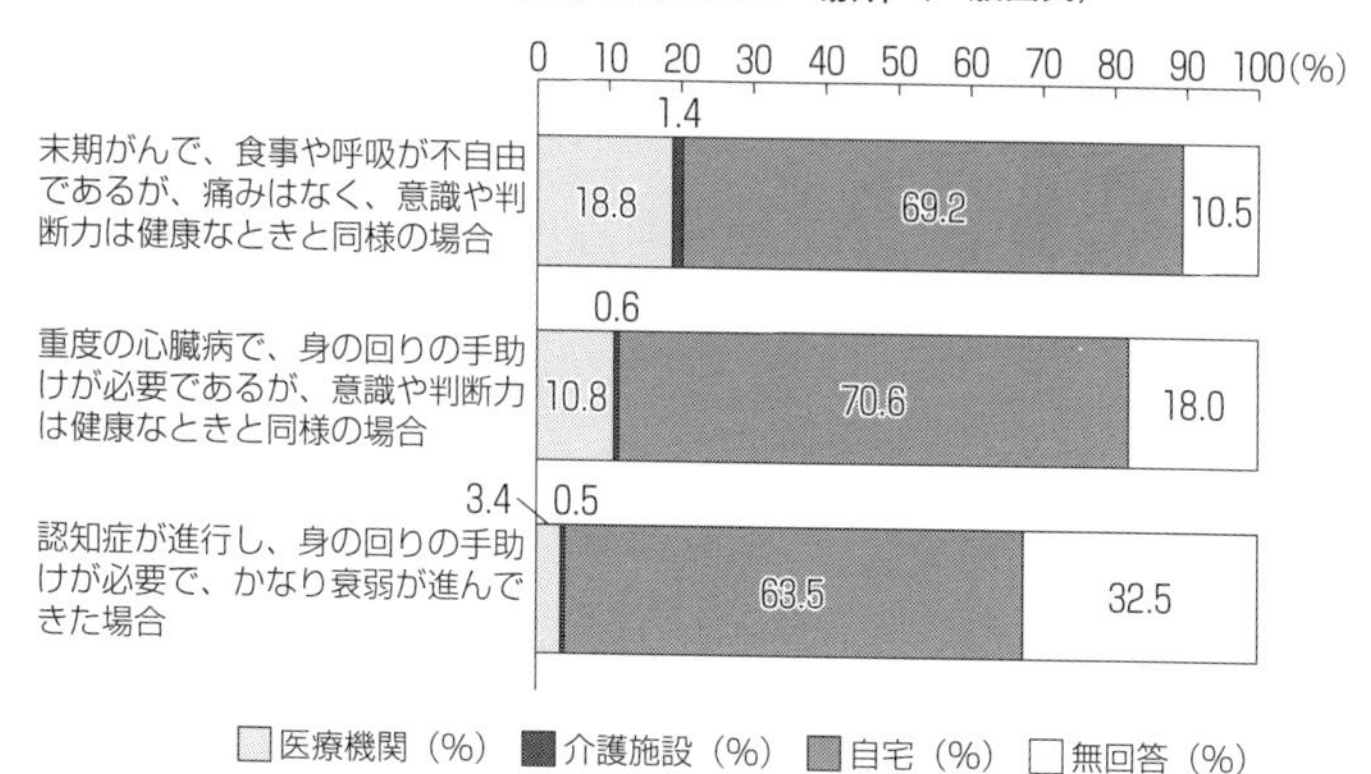

（出所）厚生労働省（2018）「人生の最終段階における医療の普及・啓発の在り方に関する検討会 平成29年度人生の最終段階における医療に関する意識調査報告書 平成30年３月」（https://www.mhlw.go.jp/toukei/list/dl/saisyuiryo_a_h29.pdf, 2021年８月13日閲覧）より筆者作成.

の心臓病で、身の回りの手助けが必要であるが、意識や判断力は健康なときと同様の場合では、医療機関が10・8％、介護施設が０・６％、自宅が70・６％、無回答が18・０％となっています。また、認知症が進行し、身の回りの手助けが必要で、かなり衰弱が進んできた場合では、医療機関が３・４％、介護施設が０・５％、自宅が63・５％、無回答が32・５％でした。どの病状においても、自宅を希望している人の割合が最も多く、６割強から７割の人が自宅を希望していることがわかります。今、厚生労働省は在宅看取りができる体制の確保を目指していますが、これは日本国民の多くが望んでいる人生の最期の迎え方とほぼ一致しているといえるでしょう。

2　在宅療養支援診療所で在宅看取りは行われているの？

在宅看取りを行う医療機関の一つとして重要な役割を果たしているのが在支診ですが、実際、在支診では期待されている通りの在宅看取りが行われているのでしょうか。図12－2に、緊急往診を行った医療機関のうち、在宅看取りを行った回数が示されています。在支診の中でも在宅医療を担当する医師数が多い連携型の機能強化型在支診では、半年間で看取りが0回という回答は13・7％、1回が23・5％、2回が15・7％、3回が15・7％、4回が5・9％、5回以上が25・5％となっており、看取りが行われていない在支診は1割強です。また、看取り5回以上の回答が4分の1程度あり、連携型の機能強化型在支診では、積極的に在宅看取りが行われていることがわかります。しかし、従来型の在支診では、半年間の看取りが0回という回答が42・4％、1回が30・5％、2回が8・5％、3回が5・1％、4回が2・5％、5回以上が11・0％で、在宅看取りがなかった在支診が4割を超えています。図10－1～2をみると、全国的にみて連携型の機能強化型在支診数より従来型の在支診数が圧倒的に多く、従来型の在支診において在宅看取りがなかった割合が4割を超えているという結果から判断すると、厚生労働省が期待しているほどの在宅看取りが行われているのだろうかという懸念が生じます。そこで本章では、図11－1で高齢者10万人当たりの在支診数が最も少なかった富山県

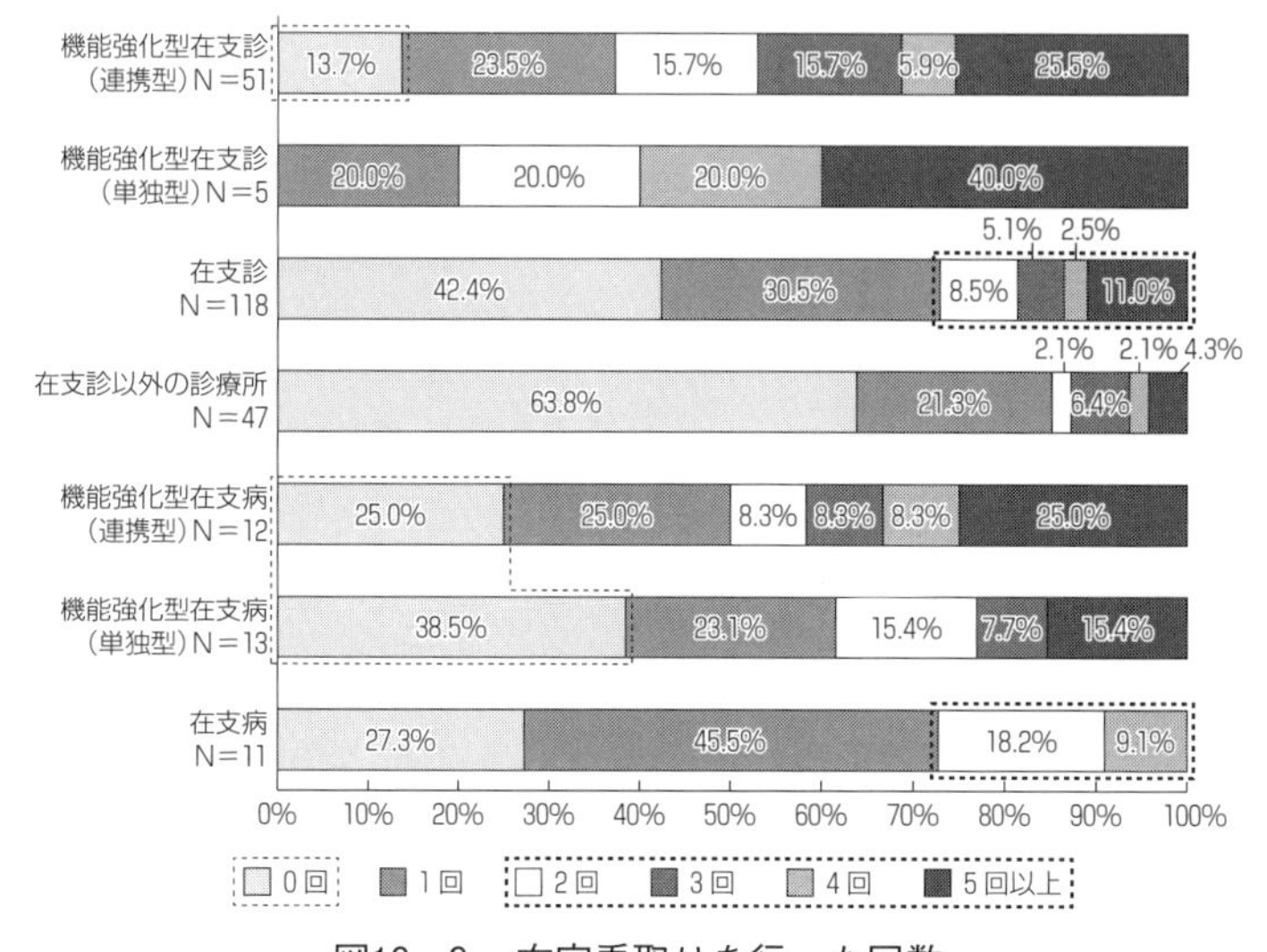

図12－2　在宅看取りを行った回数

（注1）　緊急往診を行った病院のうち，在宅で看取りを行った回数（2012年4～9月）．

（注2）　機能強化型在支診／病院で看取りの回数が0回のところが存在する一方，在支診／病において看取りの回数が2回以上のところが存在する．

（出所）　厚生労働省（2013）「在宅医療（その3）平成25年6月26日」（https://www.mhlw.go.jp/file/05-Shingikai-12404000-Hokenkyoku-Iryouka/0000015465.pdf，2021年8月6日閲覧）．

に注目して、在宅看取りが0の在支診にはどういう傾向があるのかを探ってみたいと思います。

在支診は、毎年7月に地方厚生局に対して「在宅療養支援診療所に係る報告書」の提出が義務付けられています。前章では、各在支診から地方厚生局に提出された「在宅療養支援診療所に係る報告書」を厚生労働省が都道府県別に集計したものに対して開示請求を行い、入手したデータの分析結果を説明しましたが、本章では、2007～2010年の7月に富山県の在支診が東海北陸厚生局に提出した

4年度分の報告書を西本が開示請求により入手し、データベース化して得られた情報を用いて、在宅看取りの実情を明らかにしています。(3) 報告書からは、直近1年間（7月1日〜6月30日）に在宅療養を担当した患者について、平均診療期間、合計患者数、死亡患者数、在宅看取り数、医療機関等での死亡数、医療機関以外での死亡数（自宅、自宅以外）および、直近3カ月（4〜6月）の訪問診療等の実施回数について、訪問診療等の合計回数と、その内訳としての往診、(4) 訪問診療、(5) 訪問看護、(6) 緊急訪問看護それぞれの回数が情報として得られます。これらの情報をもとに、在宅看取りが行われていない在支診の個々の実態をみてみましょう。

3　富山県の在宅看取りの実情

在支診創設の目的の一つとして在宅看取りの促進があります。しかしながら、西本によると、富山県において在宅看取り数が0である在支診(7)の数は、2010年時点の在支診44施設のうち19施設でした。また2009年、2008年は在支診41施設のうち在宅看取り数が0である在支診は19施設、2007年では在支診29施設のうちの12施設で在宅看取り数が0となっており、どの年度においても半数弱の在支診で在宅看取りの実績がないことがわかります。(8)

それでは、在支診として申請しながら在宅看取り数が0である在支診の詳細はどうなっているので

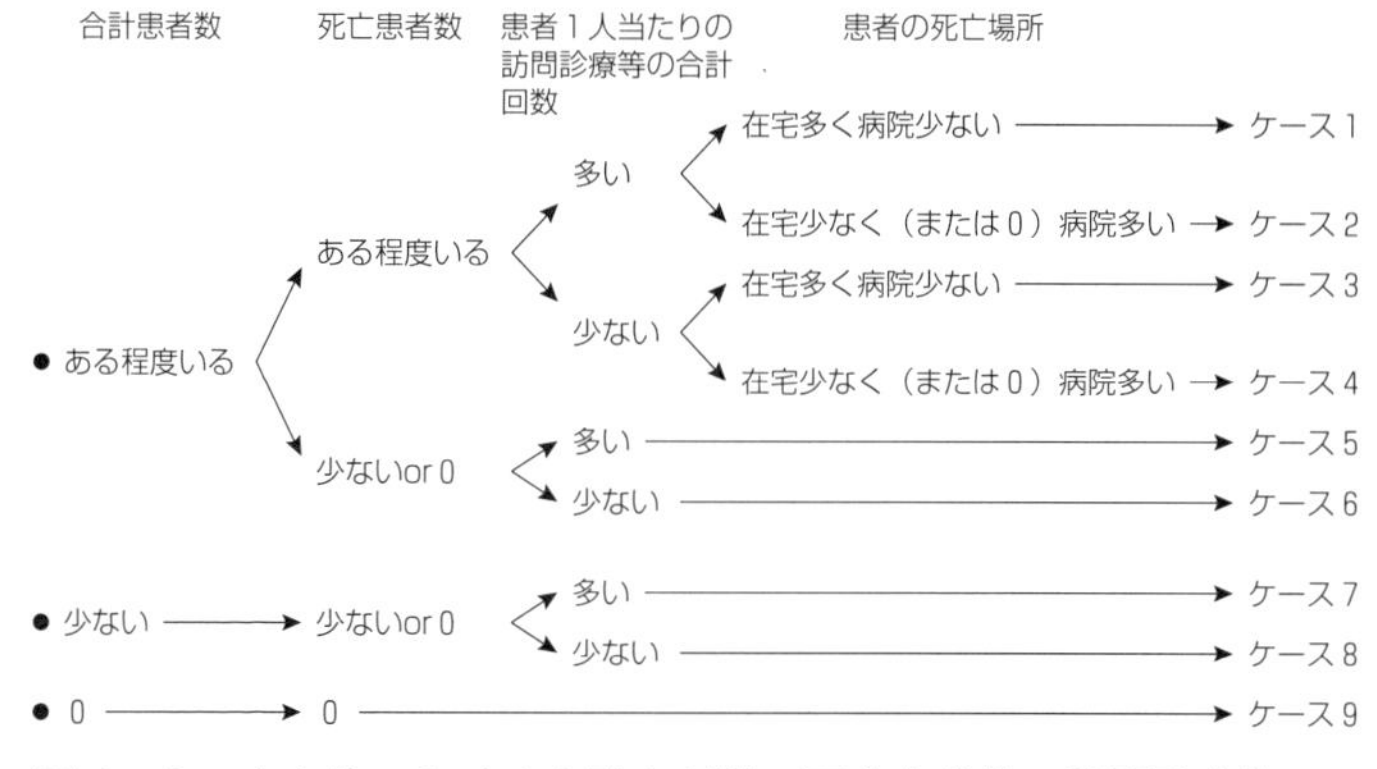

図12－3　在支診における合計患者数，死亡患者数，訪問診療等の合計回数，患者の死亡場所によるケース分け

（出所）西本真弓（2014）「大阪府と富山県における在宅看取りの現状」，阪南大学産業経済研究所『阪南大学産業経済研究所年報』42，pp. 56-62.

しょうか。この点について考察するため、在支診の報告書から得られる合計患者数、死亡患者数、患者1人当たりの訪問診療等の合計回数、患者の死亡場所の関係を9つのケースに分類し、図12－3に示しました。また、富山県の4年間のデータを用いて、在宅看取り数が0である在支診の合計患者数、医療機関等での死亡数、患者1人当たりの訪問診療等の合計回数を図12－4～7に表しています。図12－4～7は年度ごとのグラフで、各在支診には通し番号をつけて表示していますので、4年間の推移もみることができます。

まず、図12－3に示した9つのケースについて、ケースごとの考察を試みたいと思います。ケース1～4の在支診ではある程度の数の患者を診ていることから1年間に死亡する患者もある程度存在します。このうち、ケース1とケース3では死亡患者がある

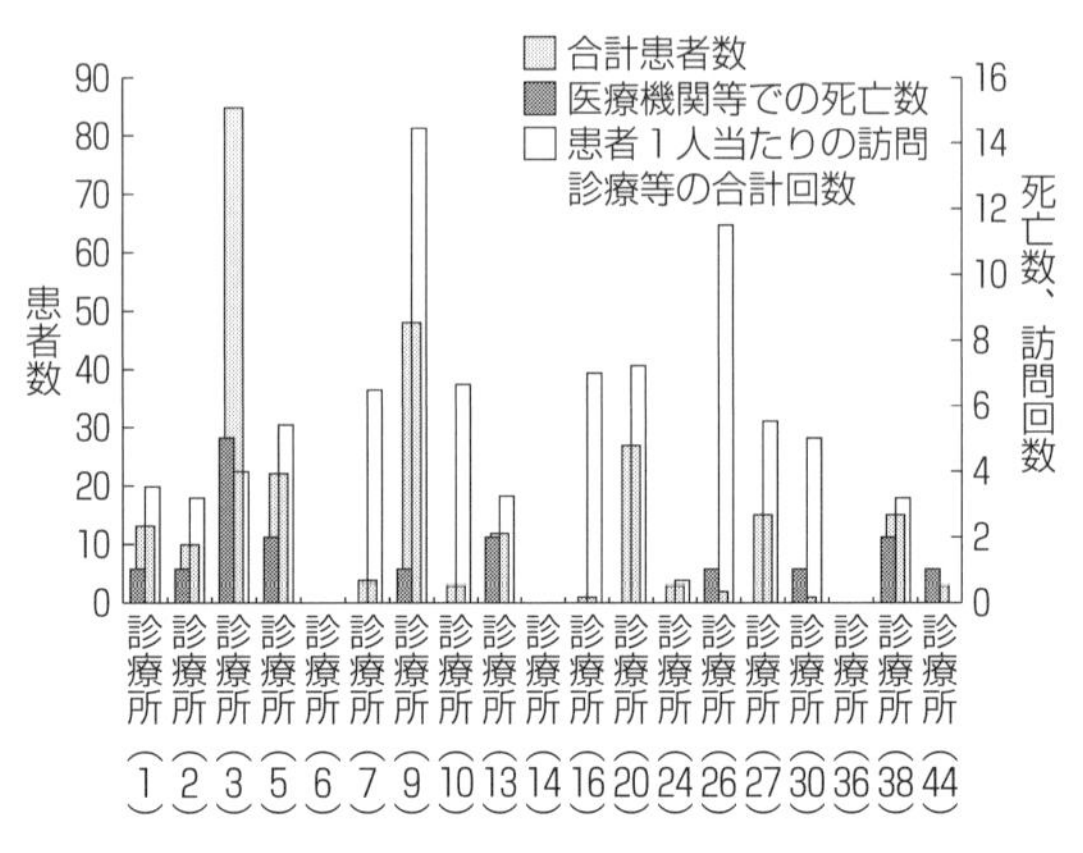

図12－4　在宅看取り数０の在支診における合計患者数，医療機関等での死亡数，患者１人当たりの訪問診療等の合計回数（2010年）

（出所）　西本真弓（2014）「大阪府と富山県における在宅看取りの現状」，阪南大学産業経済研究所『阪南大学産業経済研究所年報』42，pp. 56-62.

程度おり、その死亡患者の多くを在宅で看取っていることから、在支診における在宅看取りがうまくいっているケースといえます。

一方で、ケース２とケース４では死亡患者はある程度いますが、在宅で看取られる患者が少ない、もしくは０のケースです。例えば、ケース２に該当する図12－５の「診療所⑲」、そしてケース４に該当する図12－４、図12－５の「診療所(3)」や図12－５の「診療所(8)」、図12－６の「診療所㉙」などは、患者数がある程度あり、死亡患者もある程度いますが、在宅看取り数は０となっています。こうした在支診では患者は最終的に在宅ではなく医療機関等に搬送されて死亡しているということになります。

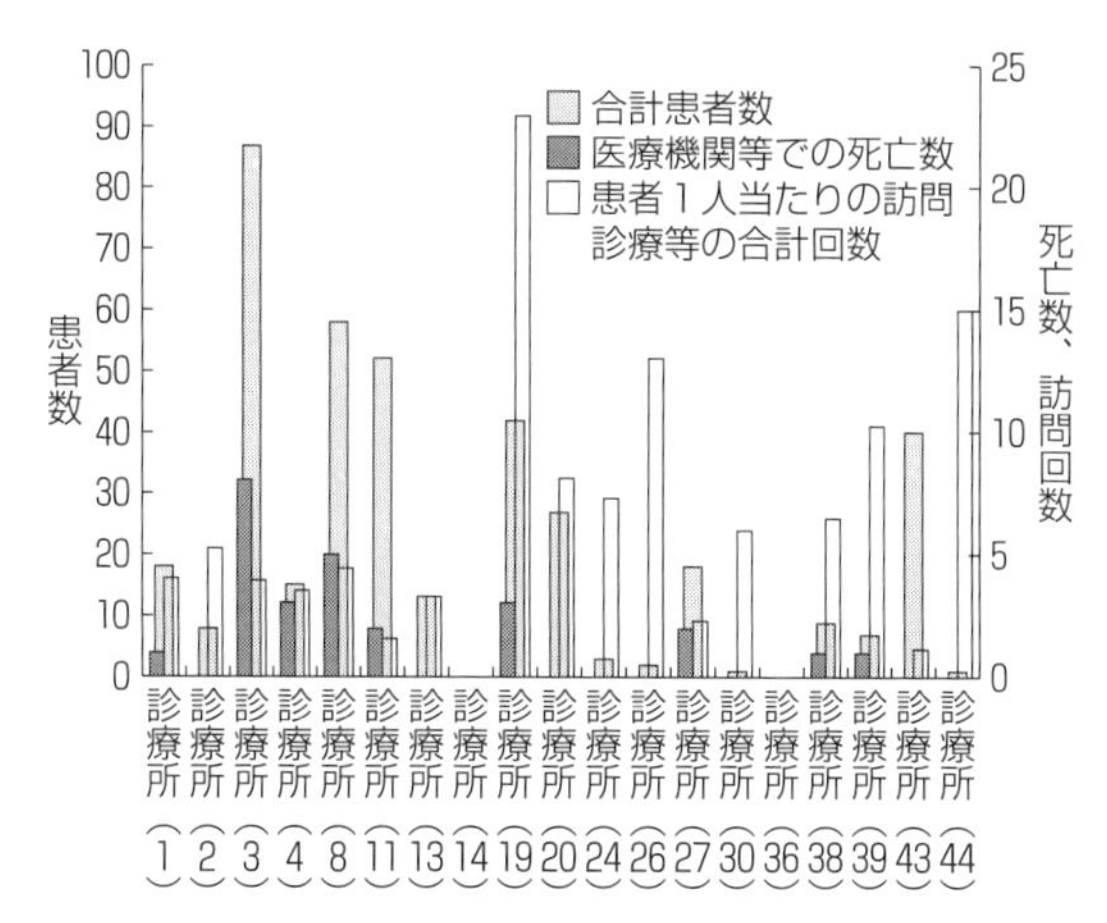

図12－5　在宅看取り数０の在支診における合計患者数，医療機関等での死亡数，患者１人当たりの訪問診療等の合計回数（2009年）

（出所）西本真弓（2014）「大阪府と富山県における在宅看取りの現状」，阪南大学産業経済研究所『阪南大学産業経済研究所年報』42，pp. 56-62.

このうち、特にケース2は、在支診でかなりの回数の訪問診療等を受けているにもかかわらず、最終的に在宅看取りではなく医療機関へ搬送されています。もちろん、医療機関へ搬送するという意思決定には、患者側の選択、在支診側の選択、そして双方の合意による選択など複数が考えられます。しかし、仮に在宅での看取りが可能な患者が、最後になって医療機関に搬送されているとすれば、本来、在宅看取りでは必要のない検査や医療行為を搬送先の医療機関で受けることになり、終末期医療費の削減を妨げる要因となる可能性があります。

表12－1～2は、終末期の患者が入院した場合の入院治療費と在宅で療養した

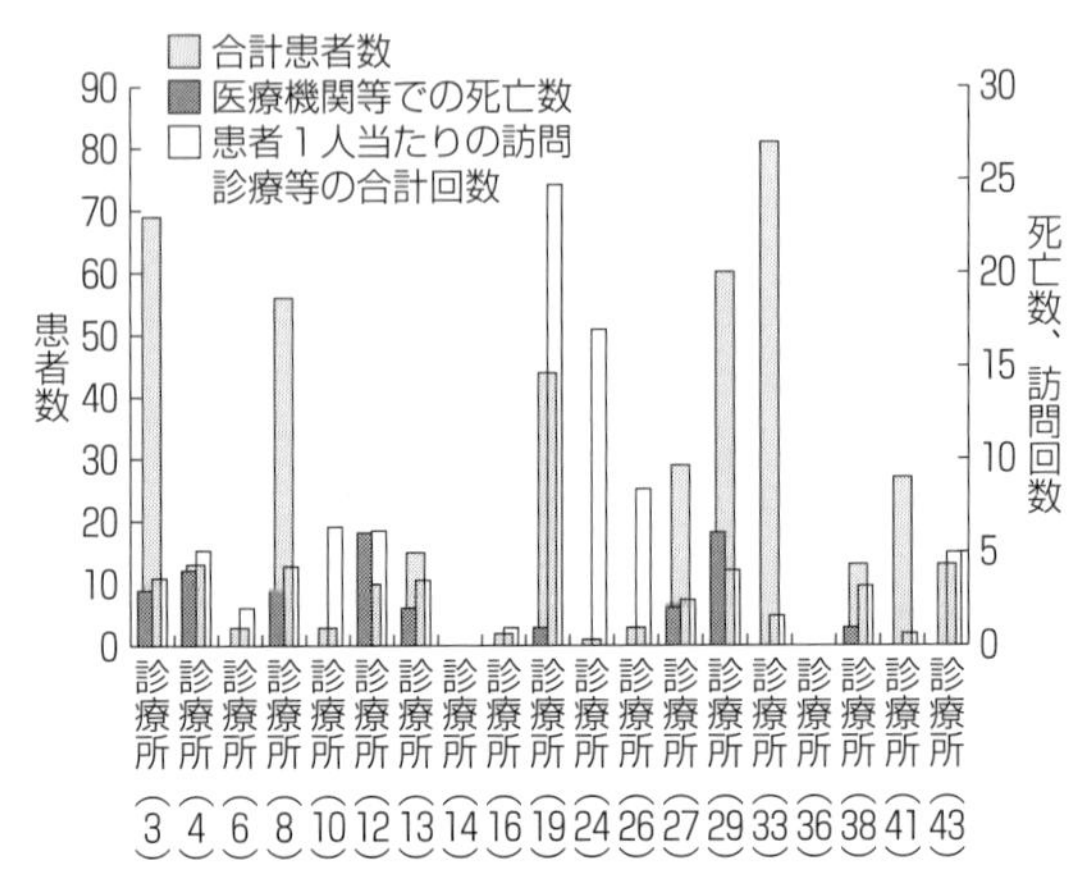

図12－6　在宅看取り数０の在支診における合計患者数，医療機関等での死亡数，患者１人当たりの訪問診療等の合計回数（2008年）

（出所）西本真弓（2014）「大阪府と富山県における在宅看取りの現状」，阪南大学産業経済研究所『阪南大学産業経済研究所年報』42，pp. 56-62.

場合の在宅治療費を比較したものです。ともに食道がん術後に自宅にて療養中の患者で、前者は癌性疼痛、癌性発熱等の症状悪化により入院し、入院後30日で死亡したケース、後者は自宅療養のまま30日で死亡したケースです。入院した場合には入院基本料の他、投薬・注射や処置・検査等の医療費がかかっており、自宅療養の場合には基本診療料と在宅医療の医療費がかかっています。30日間の医療費を比較すると、入院した場合は11万5000点、金額にすると115万円、自宅療養の場合は5万7700点、金額にすると57万7000円と推計されており、自宅療養の場合は入院した場合のほぼ半額です。もし、在宅看取りが可能な患者が終末期に医療機関に搬送され、そこで過剰な医療サービスが提供されているとしたら、それは効率的な医療資源の配分とはいえません。

次に、図12-4、図12-7の「診療所(9)」や図12-4、図12-5の「診療所(20)」、図12-6の「診療所(19)」のようなケース5と、図12-5の「診療所(11)」や「診療所(43)」、図12-6の「診療所(3)」や「診療所(8)」、図12-6、図12-7の「診療所(33)」のようなケース6は、患者がある程度いるにもかかわらず、死亡患者が少ないケースです。こうしたケースが起こる理由として、軽症の患者ばかり診ている可能性があげられます。しかし、一方で、例えば看取りに至る可能性が少ない外科などの診療科で、こうしたケースが起こっている可能性も考えられるでしょう。

また、ケース7とケース8は患者が少なく死亡患者数が少ないケース、ケース9は患者そのものがいないことから在宅看取り数も0となるケースです。富山県でケース9に該当しているのは2007～2009年では2施

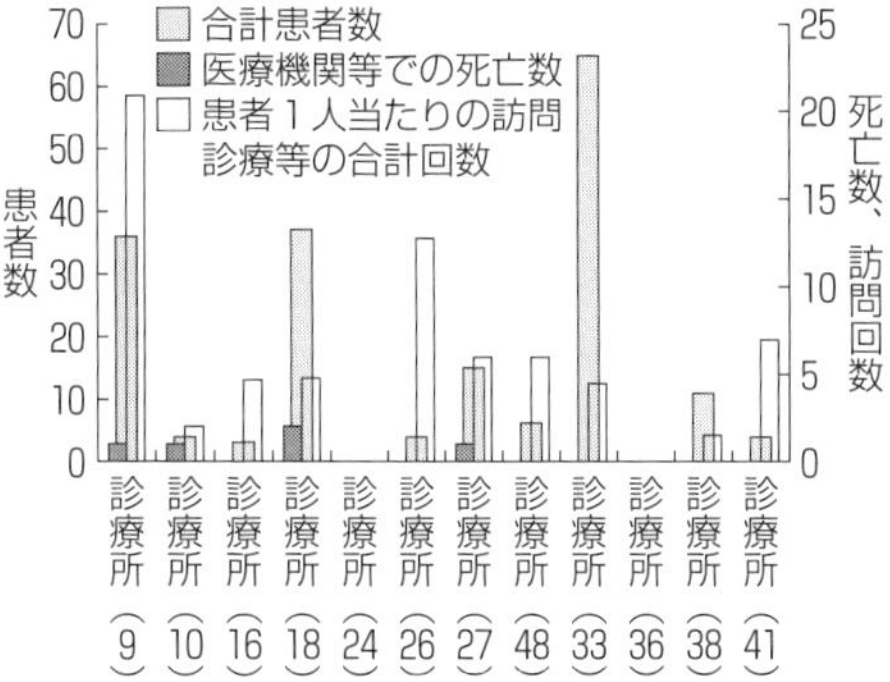

図12-7　在宅看取り数0の在支診における合計患者数，医療機関等での死亡数，患者1人当たりの訪問診療等の合計回数（2007年）

（出所）西本真弓（2014）「大阪府と富山県における在宅看取りの現状」，阪南大学産業経済研究所『阪南大学産業経済研究所年報』42，pp. 56-62.

表12－1　終末期の患者の入院治療費の例（粗い推計）

項　目	点　数	内　訳
入院基本料	63,000	入院基本料及び入院基本料等加算×30日
投薬・注射	14,000	抗がん剤，麻薬，鎮静剤，解熱剤，抗生物質 等
処置・検査 等	38,000	人工呼吸，酸素吸入，心拍モニター 等

30日間の合計	**115,000 点**
1日当たり	**3,833 点**

（注1）食道がん術後，自宅にて療養中，癌性疼痛，癌性発熱等の症状悪化により入院．入院後30日で死亡．（主な治療：中心静脈点滴，麻薬，鎮静剤等の投薬，人工呼吸，血液検査 等）

（注2）1点は10円．

（出所）厚生労働省（2005）「終末期の医療費・制度別実効給付率について」（https://www.mhlw.go.jp/shingi/2005/08/dl/s0810-3g.pdf，2021年8月17日閲覧）．

表12－2　終末期の患者の在宅治療費の例（粗い推計）

項　目	点　数	内　訳
基本診療料	1,700	再診料，休日加算 等
在宅医療	56,000	在宅末期医療総合診療料，往診料 等

30日間の合計	**57,700 点**
1日当たり	**1,923 点**

（注1）食道がん術後，自宅にて療養中，30日で死亡．訪問診療の他，不穏状態等により往診も併用．

（注2）在宅末期医療総合診療料には，訪問診療料，薬剤料等が含まれている．

（注3）1点は10円．

（出所）厚生労働省（2005）「終末期の医療費・制度別実効給付率について」（https://www.mhlw.go.jp/shingi/2005/08/dl/s0810-3g.pdf，2021年8月17日閲覧）．

設、2010年では3施設です。「診療所⒁」は2008年から3年連続、そして「診療所㊱」は在支診が創設されてから4年間ずっと患者がいないことがみてとれます（図12－4～7）。その理由として、周辺に対象となる患者がいない、周辺に訪問診療等を行っている診療所が多く存在するために患者がいない、患者が在宅看取りを望まない、在支診が在宅看取りを行っていないなど様々な状況が考えられます。

以上、在宅看取り数が0である在支診に注目し、そうした在支診の傾向を考察してきました。個々の在支診における合計患者数、医療機関等での死亡数、患者1人当たりの訪問診療等の合計回数の関係は様々ですが、いくつかのパターンがあり、在宅看取りを促進するための課題は、そのパターンによって異なってくると考えられます。まず、ケース1～4の在支診では1年間に死亡する患者がある程度存在しますが、ケース5～9では死亡患者が少ない、または死亡患者がいません。例えばケース5とケース6のように、患者がある程度いるにもかかわらず死亡患者が少ない、または死亡患者がいない場合において、軽症の患者を多く診ており死亡に至らないケースがあるのならば、それを是正する施策が必要となるでしょう。また、ケース7～9のように、そもそも患者が少ない、または患者がいない場合、まずは在支診として機能することを促す施策が必要です。一方、ケース1～4のうち、ケース1とケース3は在支診としてうまく機能していると考えられますが、ケース2とケース4では患者の多くが終末期に医療機関へ搬送されていることから、終末期における在宅医療の継続を促すような施策が必要といえるでしょう。

注

（1） 全国老人福祉施設協議会の「看取り介護実践フォーラム」（平成25年度）における定義である。

（2） 厚生労働省（2016）『在宅医療の現状 第1回全国在宅医療会議 平成28年7月6日 参考資料2』（https://www.mhlw.go.jp/file/05-Shingikai-10801000-Iseikyoku-Soumuka/0000129546.pdf, ２０２１年８月３日閲覧）。

（3） 西本真弓（2014）「大阪府と富山県における在宅看取りの現状」『阪南大学産業経済研究所年報』42、pp. 56-62.

（4） 往診とは、突発的な病状の変化に緊急に対応するために医師が患者宅に出向いて診療を行うことを指す。

（5） 訪問診療とは、通院が困難な患者に対して、医師が定期的に患者宅を訪問して診療を行うことを指す。

（6） 訪問看護とは、疾病または負傷により居宅において継続して療養を受ける状態にある者に対し、居宅において看護師等が行う療養上の世話または必要な診療の補助を指す。

（7）「在宅療養支援診療所に係る報告書」において、在宅看取り数が未記入の場合は0として計算している。

（8） 西本真弓（2014）「大阪府と富山県における在宅看取りの現状」『阪南大学産業経済研究所年報』42、pp. 56-62.

第13章 在宅看取りの有無と、訪問診療、往診の関係を近畿圏のデータで検証

1 6府県における在宅看取り数の比較

前章では、在宅看取りが0の在支診の個々の実態を解明しましたが、本章では在支診による往診と訪問診療に注目し、在宅看取りにどんな影響を与えているのかをみてみましょう。「在宅療養支援診療所に係る報告書」からは、直近1年間（7月1日〜6月30日）の在宅看取り数と直近3カ月（4〜6月）の往診と訪問診療の回数がわかります。

往診とは、患家（介護老人保健施設等を含む）の求めに応じて患家に赴いて診療するものを指しています。一方、訪問診療とは医科においては、居宅において療養を行っている患者であって、通院が困難な者に対して、その同意を得て計画的な医学管理の下に、定期的に医師が訪問して診療を行うものを指しています。(1) つまり、訪問診療は訪問日をあらかじめ決めて患者に伝えた上で定期的に訪問する診療ですが、往診は、患者の状態が急変したときなどに、患者やその家族から電話などで依頼があって

患家を訪問する診療です。本章では、在支診における往診と訪問診療が在宅看取りにどう関係しているのかをみてみましょう。

西本は、近畿厚生局が管轄している府県の２０１１年の「在宅療養支援診療所に係る報告書」を開示請求により入手し、データベース化したものを集計しています[2]。近畿厚生局の管轄区域は、福井県、滋賀県、京都府、大阪府、兵庫県、奈良県、和歌山県の7府県ですが、北陸地方の福井県を除く6府県について往診、訪問診療の回数と在宅看取りの関係性を検証したいと思います。

まず、6府県の在支診において直近1年間で在宅看取りを行ったか、行わなかったかを比較すると、大阪府は在宅看取りを行った在支診が６８４施設に対して、行わなかった在支診が９０５施設で、在宅看取りを行わなかった在支診の方が多くなっています。一方、兵庫県では、在宅看取りを行った在支診が４１９施設、行わなかった在支診が３３７施設、京都府では順に１５１施設、１３０施設、和歌山県では86施設、58施設、奈良県では85施設、44施設、滋賀県では51施設、27施設となっており、大阪府以外は在宅看取りを行った在支診の方が多くなっています。

2　在宅看取りの有無別にみた訪問診療と往診の回数

次に、在宅看取りの有無別で訪問診療の実施回数をみてみましょう。図13－1に府県別に集計した直近3カ月間の訪問診療の実施回数を示しています。患者の有無をみると、在宅看取りがある場合では患者がいない施設はすべての府県において存在しませんが、在宅看取りがない場合ではすべての府県において患者がいない施設が存在しています。特に患者がいない施設が多いのが奈良県で3割を超えています。また、訪問診療を行っていない施設をみると、在宅看取りがある場合はすべての府県において5%未満で、和歌山県においては訪問診療を行っていない施設はないことがわかります。一方、在宅看取りがない場合で訪問診療を行っていない施設は各府県で1割前後存在し、在宅看取りがある場合より訪問診療を行っていない施設が多くなっていることがわかります。訪問診療を100回以上行っている施設を比較すると、在宅看取りがある場合は5割弱から6割の施設で訪問診療が100回以上となっていますが、在宅看取りがない場合は1割強から2割強しか存在せず、訪問診療を多く行うことで患者と日常的に接することが可能になり、結果的に在宅看取りにつながる可能性を高めていることがわかります。

同様に、在宅看取りの有無別で往診の実施回数をみてみましょう。訪問診療は、定期的に訪問して診療することについて事前に在支診の医師と患者の間で同意が得られており、計画的に訪問することになっていますが、往診は、医師に診てもらいたい何らかの事態が患者に発生し、患者からの依頼があって患家に行き診療するものですから、往診の依頼があるかどうかについては在支診サイドの意向は含まれていません。往診の依頼がなかったり、少なかったりする在支診も含まれていますので、訪

■ 患者なし　□ 訪問診療なし
■ 訪問診療１回以上10回未満　□ 訪問診療10回以上50回未満
■ 訪問診療50回以上100回未満　□ 訪問診療100回以上

大阪府の在支診（2011年）

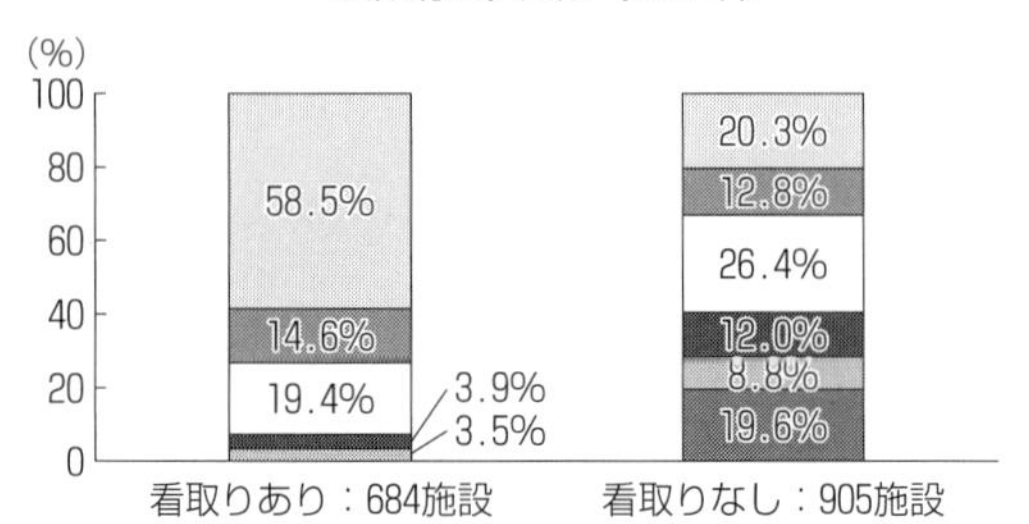

兵庫県の在支診（2011年）

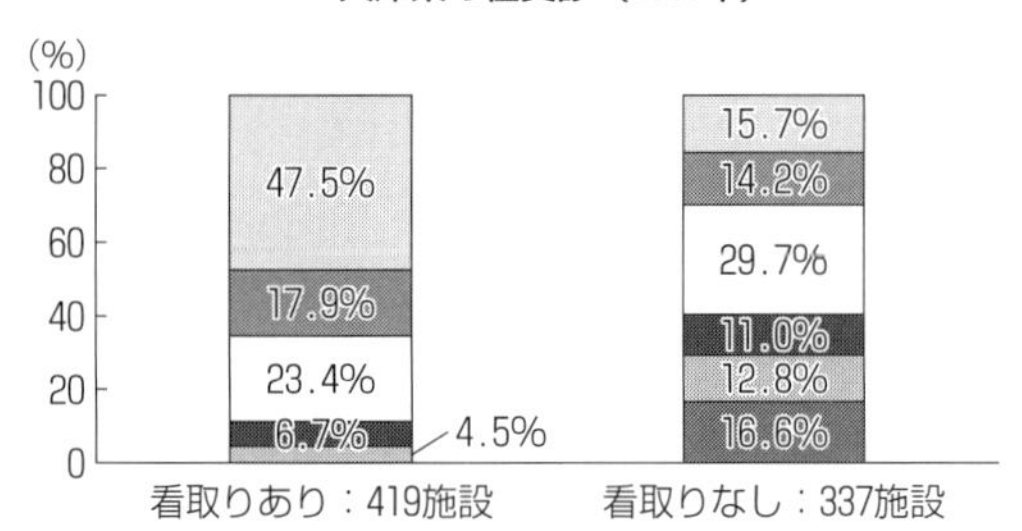

京都府の在支診（2011年）

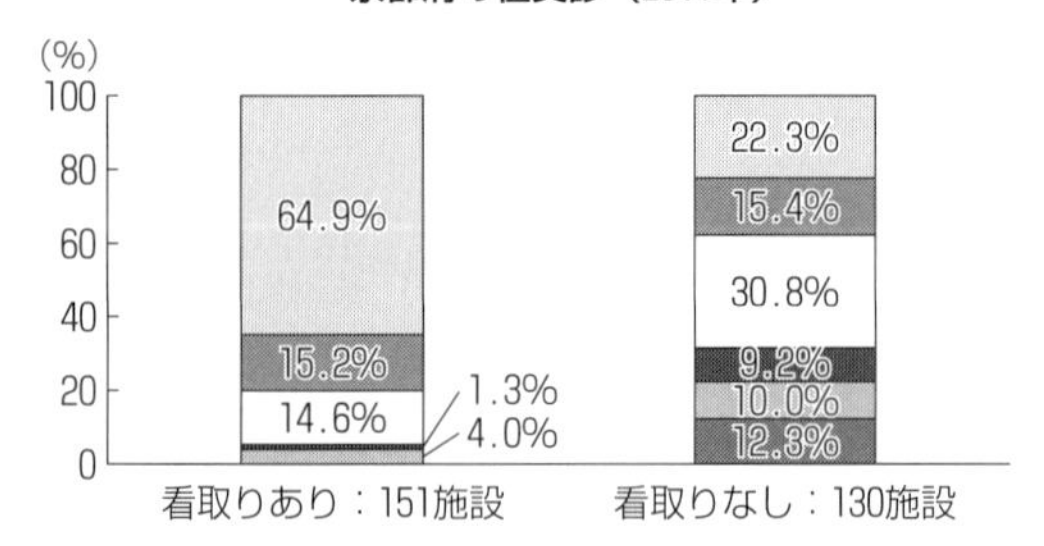

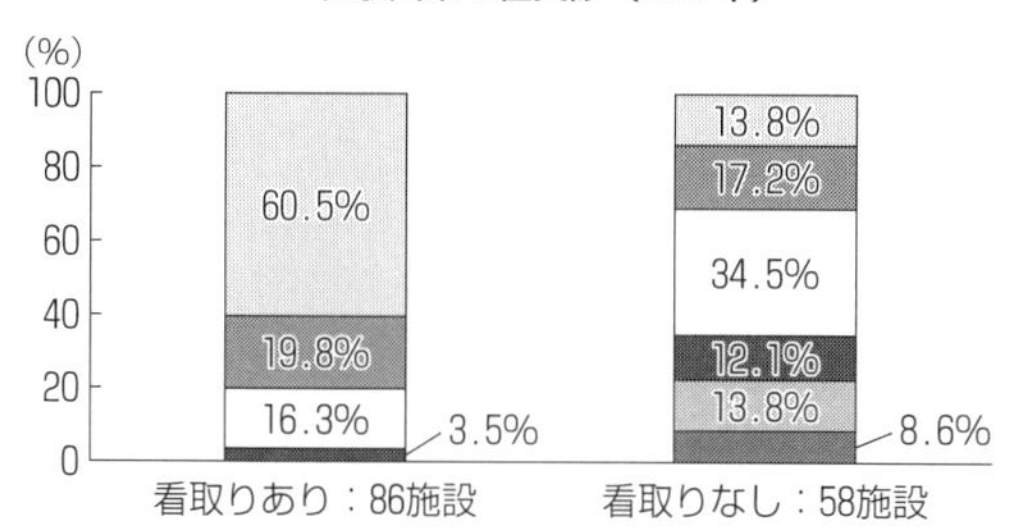

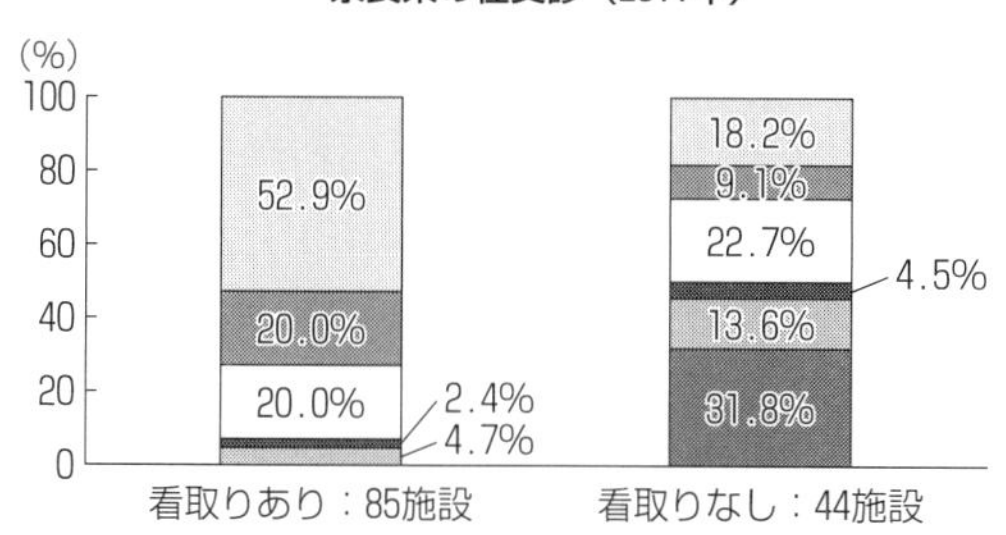

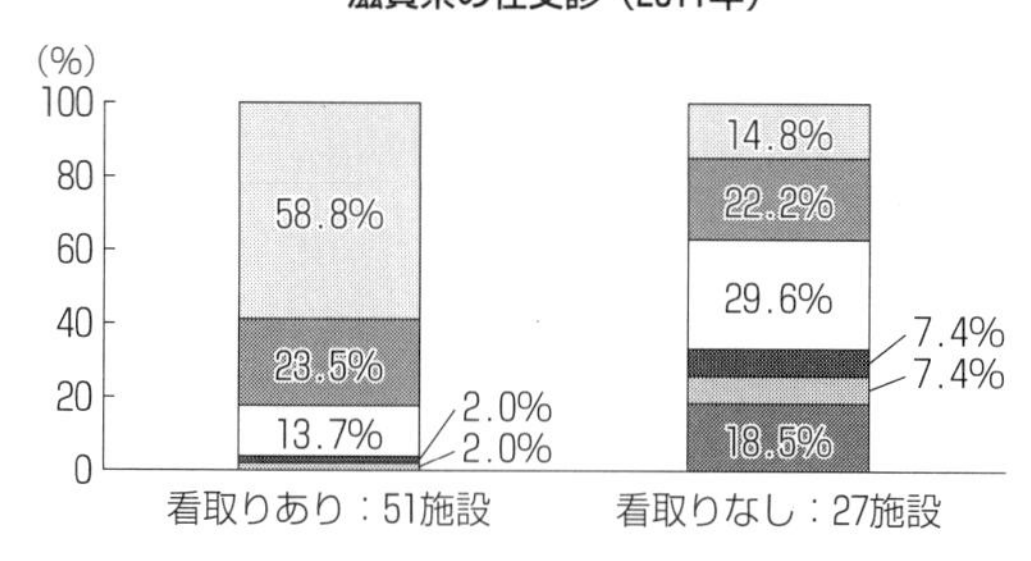

図13－1　近畿圏の在支診における訪問診療の実施回数

（出所）西本真弓（2014）「在宅療養支援診療所の在宅看取り数に関する現状と課題」，公益財団法人 在宅医療助成 勇美記念財団，『一般公募 2013年度助成実績 最終報告書』，pp. 1-34.

問診療の結果と同様の判断はできないことに注意が必要です。

図13－2に府県別に集計した直近3カ月間の往診の実施回数を示しています。在宅看取りがない場合で、往診を行っていない施設をみると、奈良県が11・4％と少し低くなっていますが、その他の府県は19・0％から25・1％の間の割合となっています。一方、在宅看取りがある場合をみると、奈良県と滋賀県では往診を行っていない施設が存在せず、その他の府県においても往診を行っていない施設は3・3％から9・8％の間の割合で、在宅看取りがない場合と比較して往診を行っていない施設の割合は低くなっています。

次に実際に行っている往診の回数について、在宅看取りがある場合とない場合で比較してみましょう。図13－2の往診1回以上10回未満と往診10回以上50回未満の値を加えて往診1回以上50回未満の割合を算出し比較すると、大阪府で在宅看取りがない場合が51・0％であるに対して、在宅看取りがある場合では72・7％となっています。兵庫県では、在宅看取りがない場合が56・4％であるのに対し、在宅看取りがある場合では75・6％、京都府では順に62・3％、74・9％、和歌山県では65・5％、80・2％、奈良県では50・0％、74・1％、滋賀県では55・5％、86・3％となっており、すべての府県において在宅看取りがない場合よりある場合の方が1回以上50回未満の往診を行っている施設の割合が多いことがわかります。また、往診を50回以上行っている場合を比較しても同様のことがいえます。往診50回以上100回未満と往診1000回以上の値を加えて往診50回以上の割合を算出し比較すると、大阪府では在宅看取りがない場合が4・4％であるのに対して、在宅看取りがある場合では17・5％、兵庫県では、順に2・1％、14・6％で、京都府では5・3％、21・8％で、和歌山県では6・9％、11・6％で、奈良県では6・8％、25・9％で、滋賀県では3・7％、13・7％となっており、すべての府県において在宅看取りがない場合よりある場合の方が50回以上の往診を行っている施設の割合が多くなっています。

ここで、訪問診療と往診の実施回数と在宅看取りの有無の関係性をまとめますと、在宅看取りがある場合では患者がいない施設は存在しませんが、在宅看取りがない場合ではそもそも患者がいないという施設が存在します。さらに在宅看取りがない場合は、ある場合と比較して訪問診療や往診を行っていない施設の割合も多く、訪問診療や往診を行っている施設においても、在宅看取りがある場合と比べて、その実施回数は少ないことがわかりました。以上の結果から、在宅看取りの有無別にみた場合、訪問診療や往診を熱心に行っている施設が多いほど在宅看取りにつながる可能性が高くなっているといえるでしょう。

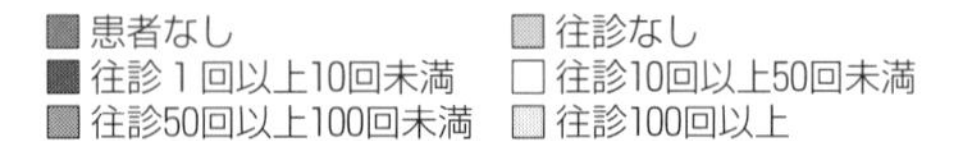

大阪府の在支診（2011年）

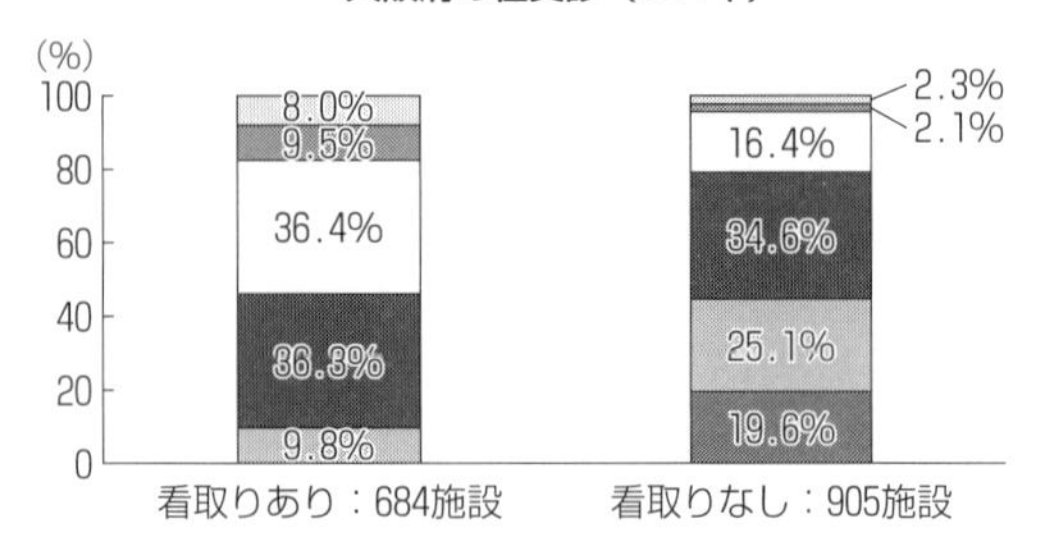

兵庫県の在支診（2011年）

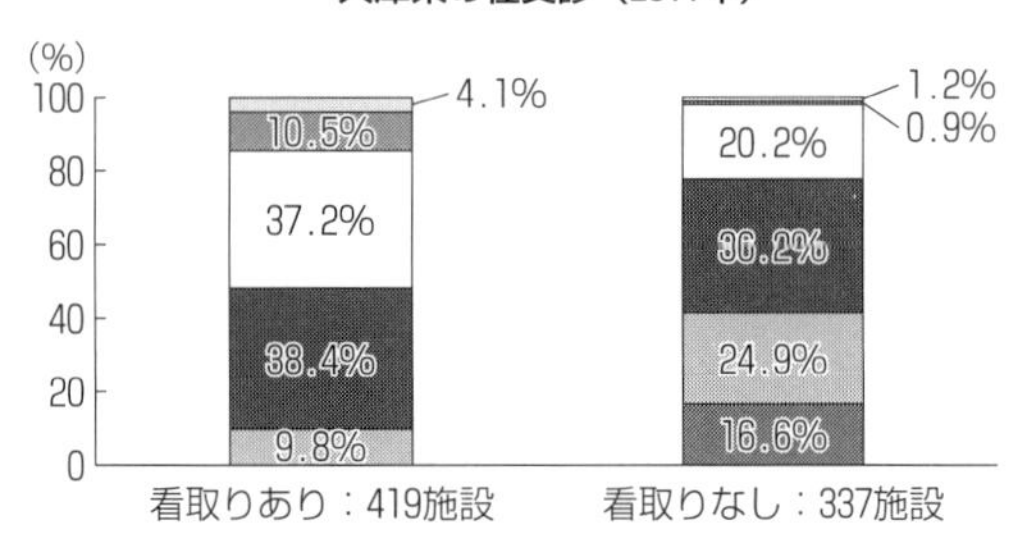

京都府の在支診（2011年）

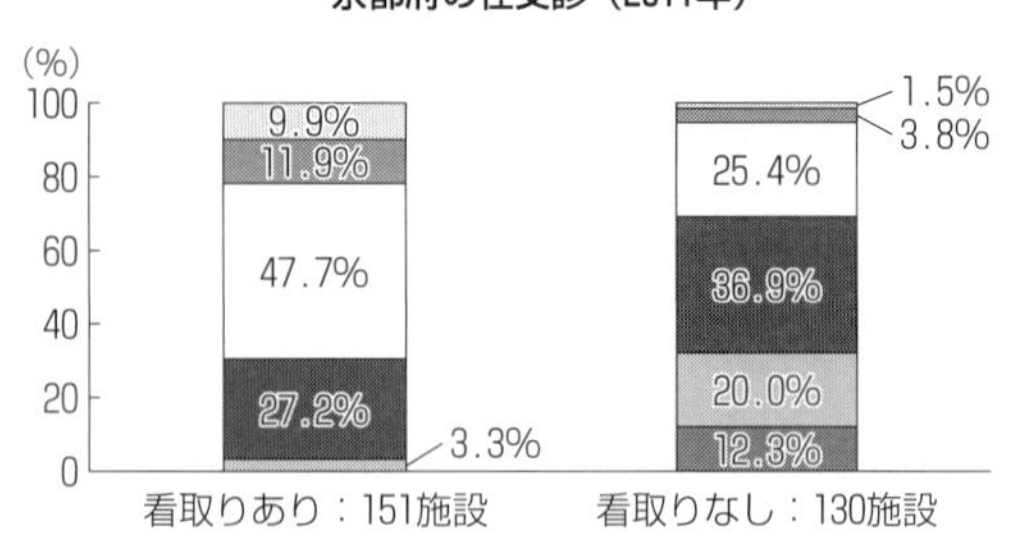

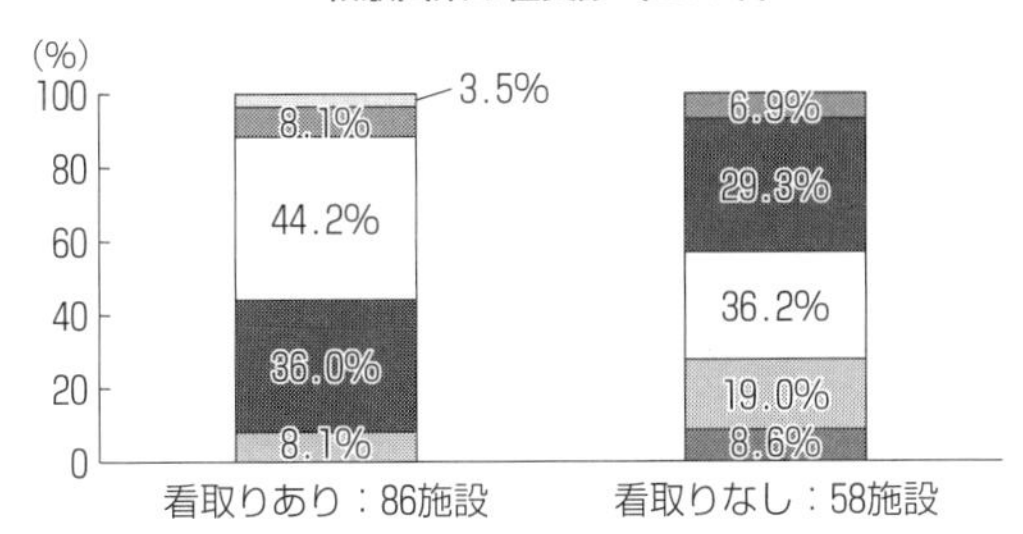

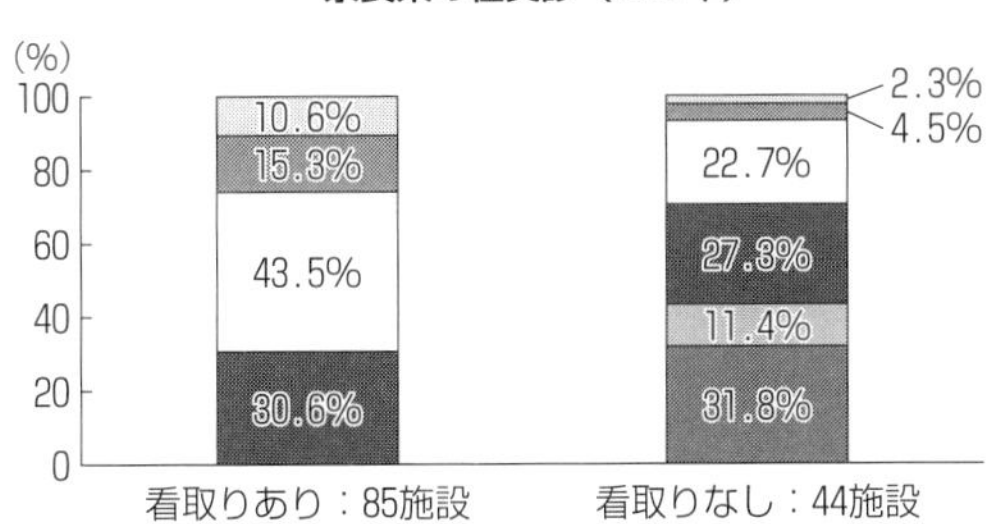

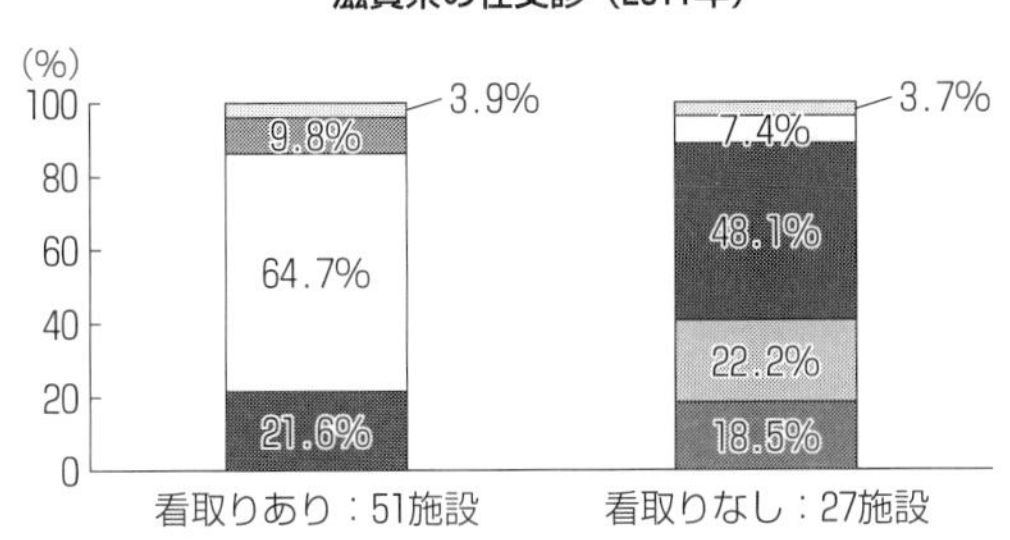

図13－2　近畿圏の在支診における往診の実施回数

（出所）　西本真弓（2014）「在宅療養支援診療所の在宅看取り数に関する現状と課題」，公益財団法人 在宅医療助成 勇美記念財団，『一般公募 2013年度助成実績 最終報告書』，pp. 1-34.

注

（1） 厚生労働省（2019）『平成29年（2017）患者調査の概況』（https://www.mhlw.go.jp/toukei/saikin/hw/kanja/17/dl/kanja.pdf, 2021年8月20日閲覧）。
（2） 西本真弓（2014）「在宅療養支援診療所の在宅看取り数に関する現状と課題」、公益財団法人 在宅医療助成 勇美記念財団『一般公募 2013年度助成実績 最終報告書』、pp. 1-34.

第14章 在宅療養支援診療所における看取りは目的通り機能しているのか？

1　最も多いのは患者数が1～5名の在宅療養支援診療所

前章では府県レベルに集計したデータを用いて在支診における往診や訪問診療と在宅看取りの有無の関係を検証しましたが、本章では前章で用いた「在宅療養支援診療所に係る報告書」のうち、2011年7月に提出された大阪府の1589施設分のデータを用いて、府県レベルに集計されたデータではみえない在支診の個々のデータに基づいた集計や分析結果で、さらに詳細に検証したいと思います。本章では、在宅看取りを行っている在支診と、行っていない在支診があるとするなら、その違いはどういう要因により起こるのか、また患者に対する往診や訪問診療等の度合いが在宅看取りにどう影響しているのかといった点などについて、個々の在支診のデータを用いて集計し、在支診の実情を明らかにしていきます。

まずは、図14－1で直近1年間の合計患者数別の在支診数をみてみましょう。図14－1によると、

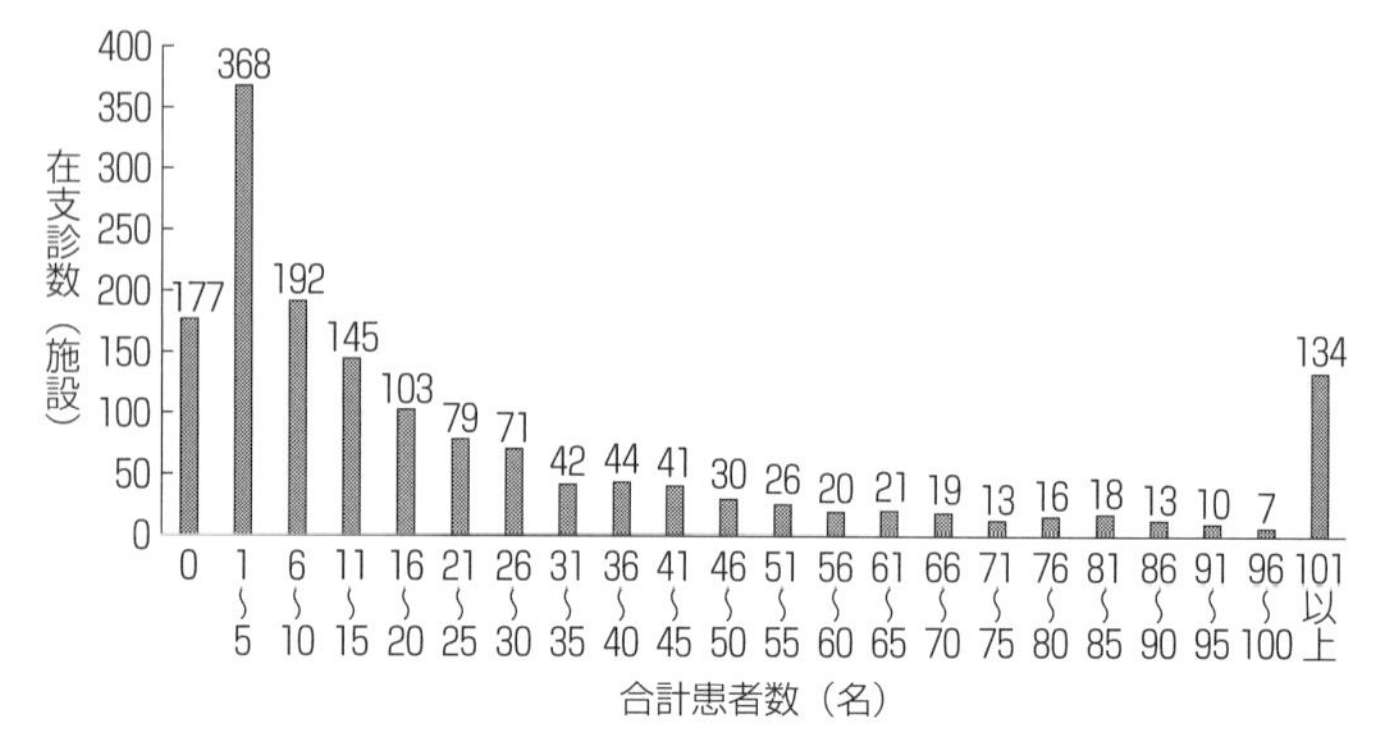

図14－1　直近1年間の合計患者数別の在支診数

（出所）　西本真弓・村上雅俊（2017）「在支診における看取りは目的どおりに機能しているのか？――大阪府在支診の個票データによるアプローチ――」，阪南大学学会『阪南論集 社会科学編』52(2)，pp. 151-167.

患者数が0名である在支診数は177施設あり、在支診の申請を行った後、実際に患者を診ていない在支診が大阪府の在支診1589施設の11・1%を占めています。その一方で、合計患者数が100名を超える在支診が134施設あり、患者数は在支診によって非常にばらつきがあることがわかります。また、合計患者数1〜5名の在支診が特に多くなっていますが、これは、在支診の医師数が影響していると考えられます。厚生労働省によると、在支診が創設された当時の調査では1在支診当たりの医師数は1人以下が60・0%で、2人以下が27・2%、3人以下が7・1%と続き、1在支診における平均医師数は1・6人です[1]。その後の2012年の調査においても在支診の平均医師数は1・4人で[2]、ほぼ同様の医師数となっています。つまり、多くの在支診が医師1人で診療所における日々の診察と在宅医療を並行させていることになり、それほど多くの在宅療養患者を抱えることができない状況が想像できます。図14－1において、合計患者数1～5名の在支診が最も多く、次いで6～9名の在支診が多くなっているのは、それほど多くの患者を診ることができない1人医師の在支診が多いからといえるでしょう。

2　大阪府では57％の在宅療養支援診療所が在宅看取りを行っていない

図14－2には在支診における在宅看取り数を示しています。図14－2によると、在宅看取りが行われていない在支診は905施設あり、大阪府の在支診1589施設の約57％の在支診で在宅看取りが行われていません。また、患者がいない在支診177施設は看取りが行われていない在支診905施設の約2割を占めています。他方、在宅看取りが行われている在支診684施設においては、在宅看取り1名が255施設、2～4名が255施設、5名以上が合計で174施設あり、在宅看取りが行われている在支診の4割弱が在宅看取り数1名となっています。この結果だけをみると、在宅看取り数1名のところが多いという印象をもちますが、そもそも、その在支診で1年間の死亡患者数が少なかった場合、在宅看取り数が1名であったとしても、在宅看取りがあまりできていないと判断することはできません。

そこで、1年間で在宅看取りを行った在支診において、在宅看取りがどのくらいの割合で行われて

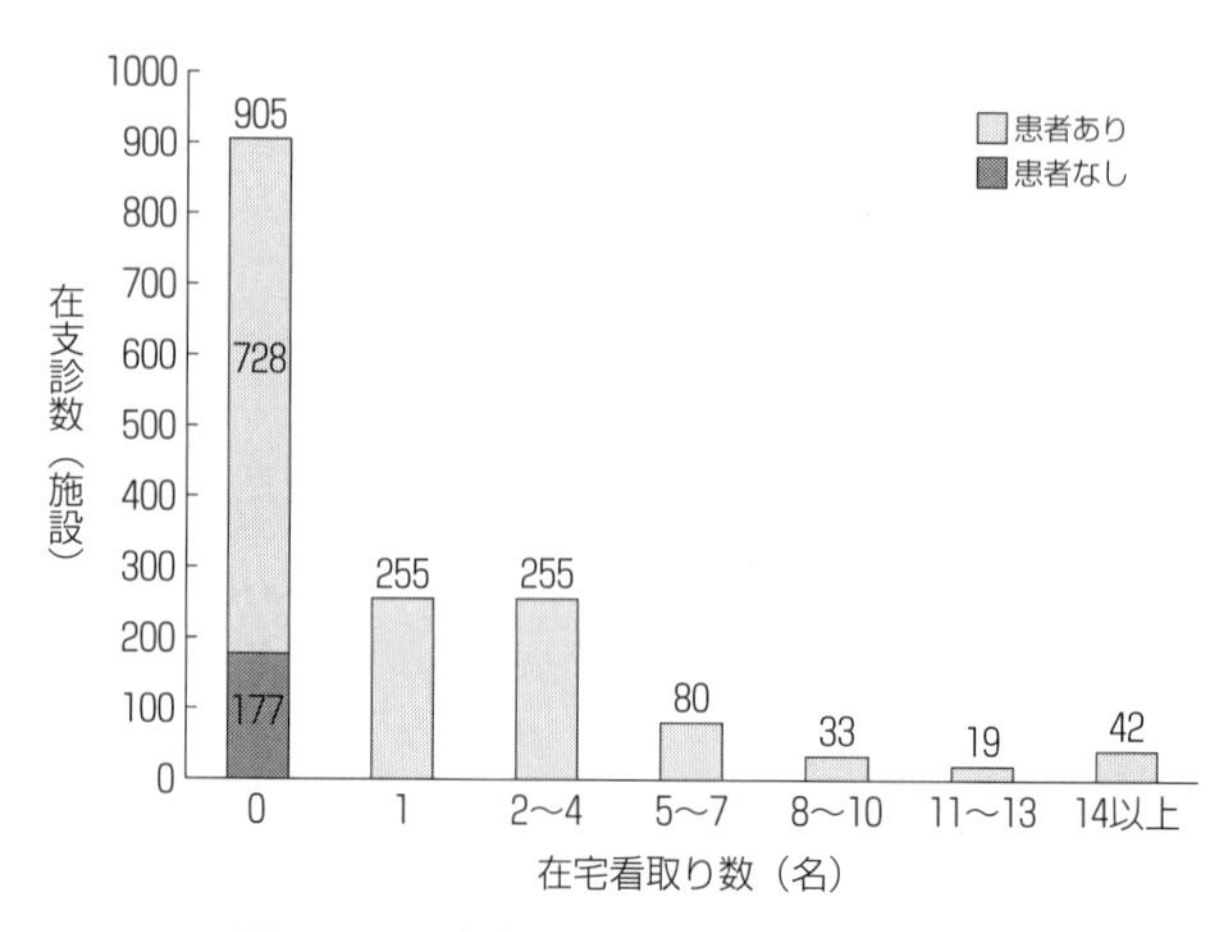

図14－2　在支診における在宅看取り数

（出所）　西本真弓・村上雅俊（2017）「在支診における看取りは目的どおりに機能しているのか？――大阪府在支診の個票データによるアプローチ――」，阪南大学学会『阪南論集 社会科学編』52(2)，pp. 151-167.

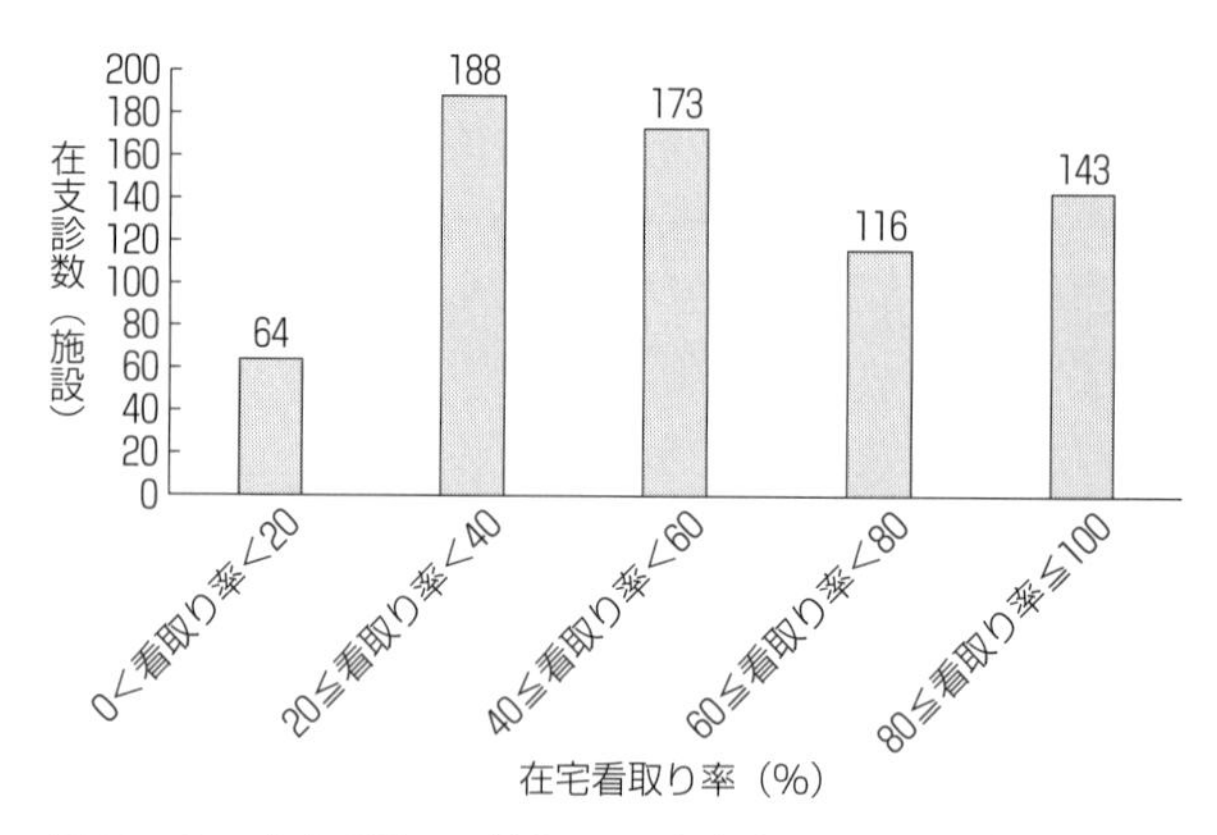

図14－3　在宅看取りが行われた在支診における在宅看取り率

（出所）　西本真弓・村上雅俊（2017）「在支診における看取りは目的どおりに機能しているのか？――大阪府在支診の個票データによるアプローチ――」，阪南大学学会『阪南論集 社会科学編』52(2)，pp. 151-167.

いるのかをみるために、図14－3に在宅看取りが行われた在支診における在宅看取り率を示しています。在宅看取り率とは在宅看取り数を在支診の死亡患者数で割った値です。最も多いのが、在宅看取り率が20％以上40％未満で、次いで40％以上60％未満、80％以上と続きます。在宅看取り率80％以上は143施設で、在宅看取りが行われている在支診684施設に占める割合は約2割となっています。一方で在宅看取り率が0％より多く20％未満の在支診は64施設で、在宅看取りが行われている在支診に占める割合は1割弱です。図14－3からは、在宅看取りが行われた在支診では、在宅看取り率が20％未満の在支診が最も少なく、それぞれの在支診における在宅看取り率にばらつきはあるものの、比較的、熱心に在宅看取りに取り組んでいる在支診が多いことがわかります。やはり、在宅看取りにおける一つの大きな課題は、図14－2で確認できる在宅看取り数が0の在支診が多いことだといえます。

3　死亡患者数と在宅看取り数の散布図からみえること

さらに詳細に在宅看取りの実情をみるために、図14－4に死亡患者数と在宅看取り数の散布図を示しています。散布図は、横軸に死亡患者数、縦軸に在宅看取り数をとり、個々の在支診の死亡患者数と在宅看取り数の数値の組み合わせの点を打つ（プロットする）ことにより描かれています。散布図では、個々の在支診に焦点を合わせることで、集計されたデータ結果からはわからない実情がみえてき

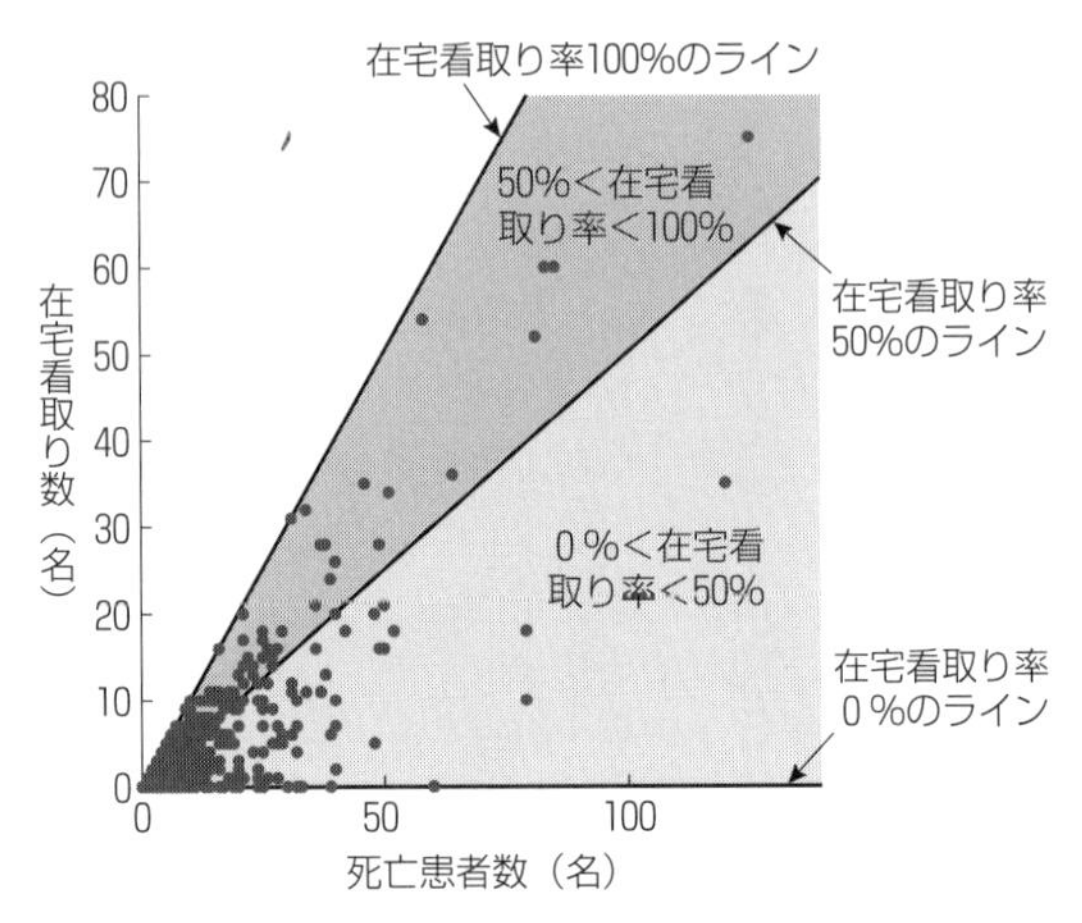

図14－4　死亡患者数と在宅看取り数の散布図

（出所）西本真弓・村上雅俊（2017）「在支診における看取りは目的どおりに機能しているのか？――大阪府在支診の個票データによるアプローチ――」，阪南大学学会『阪南論集 社会科学編』52(2)，pp. 151-167に筆者修正．

ます。

まず、散布図の原点に位置する在支診は、死亡患者数が0名、したがって在宅看取り数も0名の在支診ということになります。また、図中には在宅看取り率１００％のライン、50%のライン、0%のラインの3つの直線を描いています。１００％のライン上にある在支診は、死亡患者数と在宅看取り数が同じですので、死亡患者全員を在宅で看取った在支診であることを意味しています。１００％のライン上、もしくはそのラインの近くにある在支診は非常に熱心に在宅看取りの取り組みを行っている在支診といえます。

一方で、在宅看取り0%のライン上にある在支診は、1年間まったく在宅看取りを行わなかった在支診です。ある在支診では死亡患者が60名もいるのに、在宅看取りがまったく行われていないことがわかります。0％のライン上、もしくはそのラインの近くにある在支診は、死亡患者数に対して在宅看取り数が極端に少ない在支診といえます。そうした在支診では、在支診として患者に在宅医療を行ってきたが、最期の看取りは他の医療機関に任せていることが考えられます。

しかしながら、最期の看取りについては、医師の意向、患者の家族の意向、そして患者本人の意向が複雑に関係しあっていることが予想できます。例えば、かかりつけの在支診の医師が患者の看取りを行うつもりでいても、看取りが近くなった患者の症状に気が動転した家族が他の医療機関に救急搬送してしまうといった事例もあるでしょう。こうした事例は、散布図の結果のみでは判断することができません。散布図の結果と合わせて、在支診や患者の家族、そして患者本人に対する調査なども行った上で慎重に判断する必要があるといえます。

4 在宅看取り数と訪問診療回数の関係

次に、図14－5には在支診における在宅看取り数と訪問診療等の合計回数の関係を示しています。訪問診療等の合計回数とは、直近3カ月（4～6月）の往診、訪問診療、訪問看護、緊急訪問看護のそれぞれの回数を合計したものです。在宅看取り数と訪問診療等の合計回数の関係をみることで、例

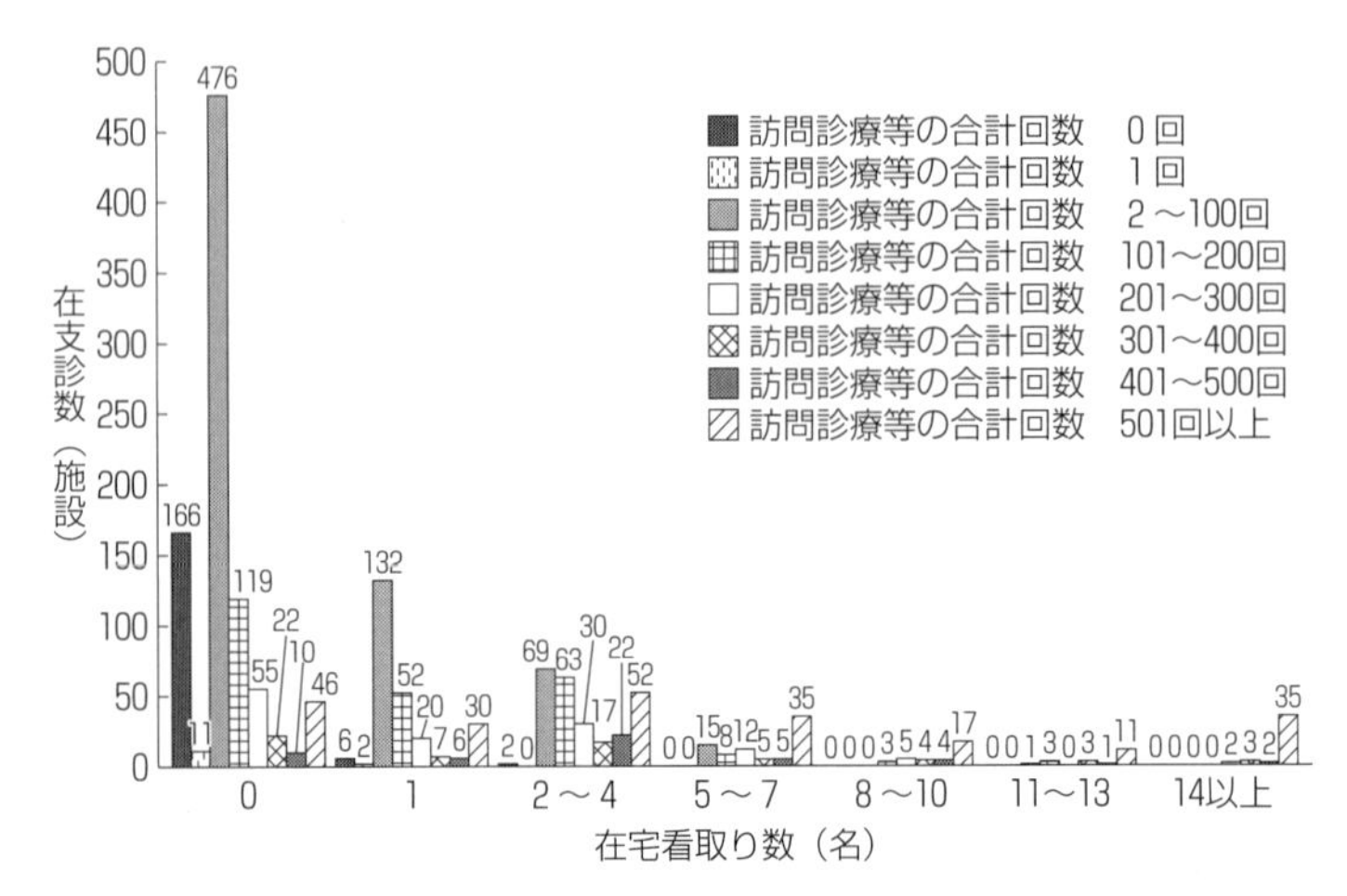

図14－5　在支診における在宅看取り数と訪問診療等の合計回数

（出所）　西本真弓・村上雅俊（2017）「在支診における看取りは目的どおりに機能しているのか？――大阪府在支診の個票データによるアプローチ――」，阪南大学学会『阪南論集 社会科学編』52(2)，pp. 151-167.

えば、在宅看取りが行われていない在支診では訪問診療等が行われていないのか、それとも訪問診療等が行われているけれども在宅看取りに至っていないのか、さらに訪問診療等の合計回数は在宅看取り数に影響を及ぼすのかなどをある程度、検証することができます。

まずは、在宅看取りが行われていない在支診の訪問診療等の合計回数からみてみましょう。在宅看取り数が0名で、訪問診療等の合計回数が0回の在支診は166施設あり、大阪府の在支診1589施設の1割強で訪問診療等が実施されていないことがわかります。日本は在支診創設の目的の一つに在宅看取りを掲げており、在支診に在宅医療の促進を期待していることから考えると、1割強で訪問診療等が実施されていない、つまり実動していないのは残念なことといえます。しかし、訪問診療等を行っていない場合、特に保険診療として診療報酬が支払われているわけではないので、無駄な医療費が発生するということはありません。在宅医療の促進という観点からすると、より多くの在支診に訪問診療等を行ってもらい、在宅看取りにつなげてもらいたいと思いますが、医療費の観点からみると、訪問診療等が行われていないことが特に問題になるということはありません。

一方、在宅看取り数が0名で、訪問診療等の合計回数が発生している在支診についてみてみると、突出して多くなっているのは訪問診療等の合計回数が2〜100回の場合です。次いで、101〜200回、201〜300回、501回以上と続き、501回以上の在支診もある程度、存在します。つまり、それなりの訪問診療等の合計回数があるにもかかわらず、在宅看取りにつながっていない現状がみてとれます。図14-4の散布図の在宅看取り率0%のライン上にある在支診が在宅看取りのない施設を示していますが、図14-5における在宅看取りがない施設での訪問診療等の合計回数からみて、在宅看取り率0%のライン上にある在支診において、それなりの訪問診療等が実施されているにもかかわらず、終末期には患者を医療機関に搬送している在支診が多いことがわかります。こうした場合、在支診の患者として訪問診療等を行っていることで在支診には一般の診療所より高い診療報酬が支払われ、その後、医療機関に搬送することにより、医療機関で発生する医療サービスにも診療報酬が支払われることになります。例えば、表12-1〜2で示された終末期の患者のケースでは、入院の場合は在宅の場合の約2倍の治療費がかかっています。在宅医療でも高い診療報酬が支払われ、終末期に医療機関に搬送され入院に至ることで、医療機関でも高い診療報酬が支払われるケースが多数あるとするならば、今後、最も年間死亡者数が多くなるといわれている2040年に向けて、終末期医療費の無駄をなくすための対策は喫緊の課題といえるでしょう。

それでは、在宅看取りが行われている在支診の訪問診療等の合計回数はどうなっているのでしょうか。まず、訪問診療等の合計回数0回に着目してみると、在宅看取り数1名の場合で6施設、在宅看取り数2~4名の場合で2施設と、訪問診療等を行わずに在宅看取りを行った施設は非常に少数、つまり稀といえます。また、在宅看取り数5名以上においては訪問診療等の合計回数が0回という施設はありませんから、在宅看取りを行っている施設ではほぼ訪問診療等が行われているといえます。

次に、在宅看取りが行われており、訪問診療等の合計回数が発生している場合をみてみましょう。一般的には、在宅看取りの患者を複数名抱えている場合は、それなりに訪問診療等の合計回数が多くなることが予想されます。在宅看取り数が1名の場合と2~4名の場合では、最も多いのが訪問診療等の合計回数2~100回、次いで101~200回、501回以上と続いていますが、在宅看取り数が5名以上の施設においては、501回以上の施設が最も多くなっています。患宅へ訪問診療等を実施し、患者に寄り添い、必要なケアを継続していくことが在宅看取りにつながっていると考えるならば、訪問診療等が多い施設で在宅看取り数が多くなるのは当然のことだといえます。

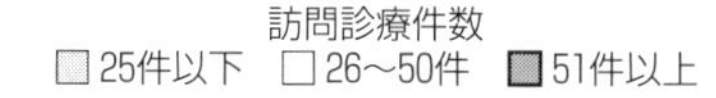

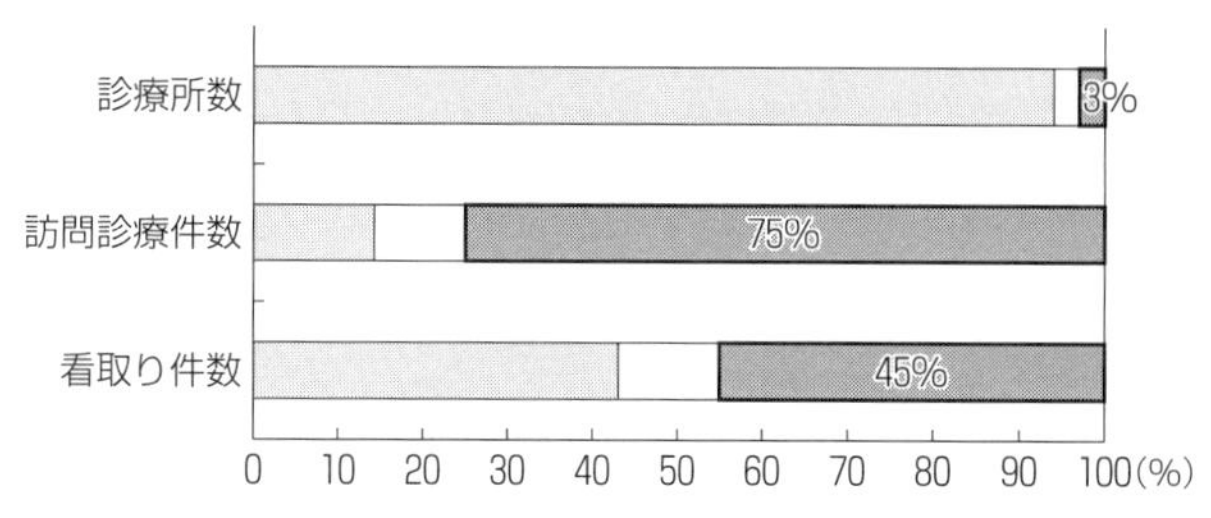

図14－6　訪問診療件数・看取り件数の内訳（訪問診療件数別の実績等）

（注）訪問診療件数が51件以上の診療所は全診療所のわずか３％であるが，訪問診療件数の75%，看取り件数の約45%はこうした施設によって実施されていた．

（出所）厚生労働省（2015）「在宅医療（その３）平成27年10月７日」（https://www.mhlw.go.jp/file/05-Shingikai-12404000-Hokenkyoku-Iryouka/0000099999.pdf，2021年９月27日閲覧）．

厚生労働省も同様の結果を報告しています（図14－6）。図14－6では訪問診療件数と在宅看取り数の内訳を示していますが、訪問診療件数が51件以上の診療所は全診療所のわずか3％ですが、訪問診療件数の約75％、在宅看取り件数の約45％は訪問診療件数が51件以上の診療所によって実施されていたことが報告されています。これらの数値は、3年ごとに実施される「医療施設（静態・動態）調査・病院報告の概況」のデータに基づいたものであることから、在支診を含む一般診療所のデータから計算されており、訪問診療件数は調査年の9月の数値を用いて計算されています。本章における訪問診療等の合計回数は在支診のみのデータで4～6月の3カ月分の数値である点は異なっていますが、結果としては、訪問診療等が多いと在宅看取り数が高まることが示されており、本章における検証結果と一致していることがわかります。

5　在宅看取り率からみた訪問診療回数は？

それでは、在宅看取り率と訪問診療等の関係はどうなっているのでしょうか。図14－7には在支診における在宅看取り率と訪問診療等の合計回数を示しています。図14－5では在宅看取り数と訪問診療等の合計回数の関係をみてきましたが、その関係を解釈する上で一つ注意しなければならないことがあります。それは、単に在宅看取り数だけの情報では、判断できることに限りがあるということです。例えば、在宅看取り数1名の在支診といっても、何百人もの患者をかかえ、死亡患者数も多い在支診と、そもそも患者が1名しかおらず、その患者が亡くなり在宅看取りを行った在支診とでは意味合いが違います。きっとそこには何かしら各在支診の在宅医療に対する意識や環境に違いがあるのではないかと思うのです。よって、こうしたことも含めて検証するため、図14－7に在支診における在宅看取り率と訪問診療等の合計回数を示しました。

図14－5では、在宅看取り数が比較的多い在支診では、訪問診療等の合計回数も多いことがみてとれましたが、在宅看取り率でみると、在宅看取り率が高い在支診で特に訪問診療等の合計回数が多く

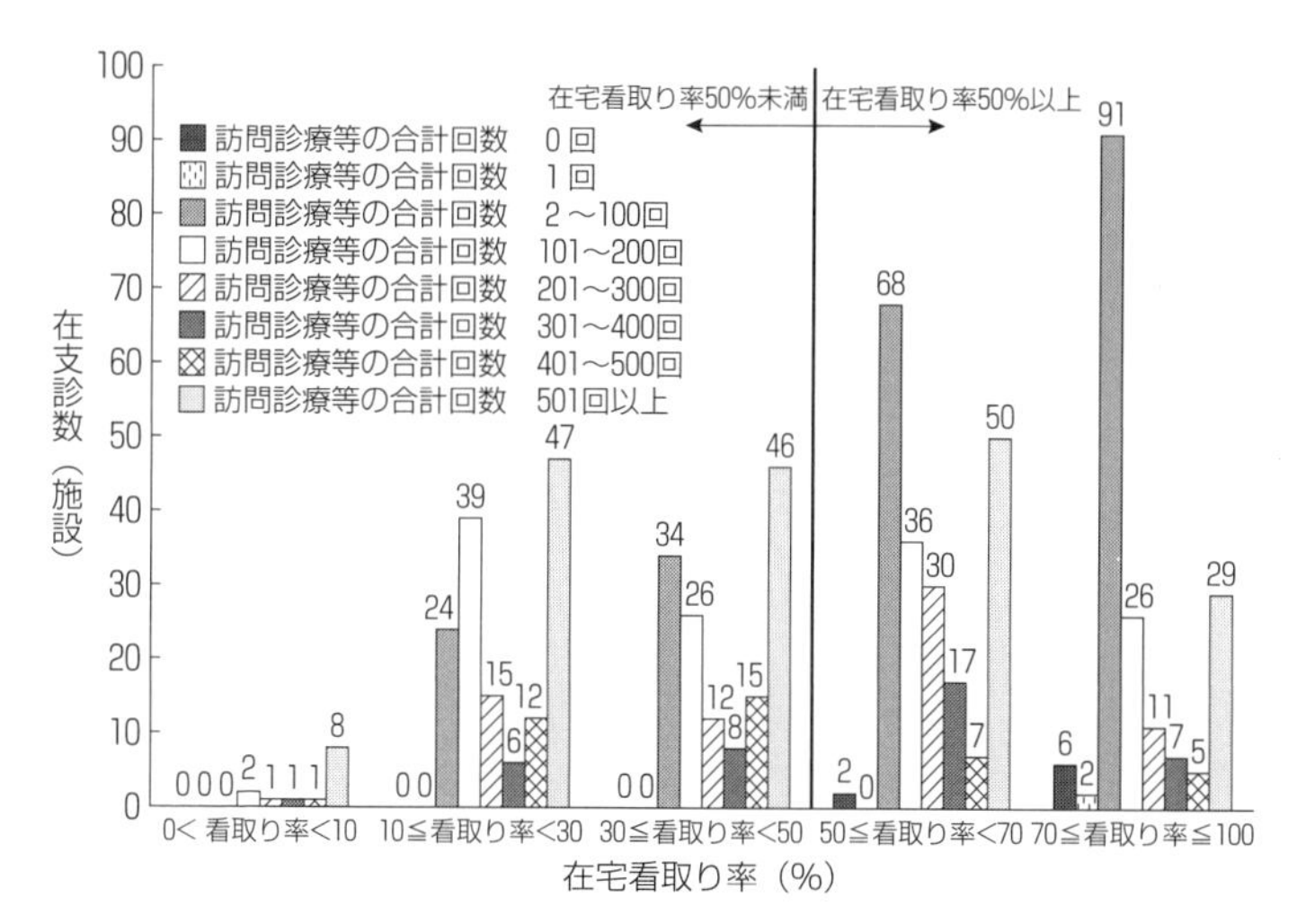

図14－7　在支診における在宅看取り率と訪問診療等の合計回数

（出所）　西本真弓・村上雅俊（2017）「在支診における看取りは目的どおりに機能しているのか？――大阪府在支診の個票データによるアプローチ――」，阪南大学学会『阪南論集 社会科学編』52(2)，pp. 151-167.

なっているわけではないことがわかります。訪問診療等の合計回数の状況が違ってくるラインは在宅看取り率50％のラインです。図14－7をみると、在宅看取り率が50％未満の在支診では訪問診療等の合計回数501回以上が最も多くなっており、かなりの回数の訪問診療等が行われていることがわかります。一方、在宅看取り率が50％以上の場合では最も多いのが訪問診療等の合計回数2～100回となっており、在宅看取り率の高い在支診では逆に訪問診療等の合計回数が少なくなっています。このことは、これまで検証してきた結果や厚生労働省の結果からではみえてこなかったことです[3]。一般的に考えると、訪問診療等の回数が多くなればなるほど在宅看取り率が高くなるように思いがちです。しかし、在宅看取り率が50％以上の在支診では、それほど多くの訪問診療等を行わなくても効率的に在宅看取りにつなげることができているのです。もちろん、本章の検証に用いたデータは大阪府のデータですから、他の地域でも同様の傾向がみられるのかを検証するとともに、在宅看取り率が50％以上の効率的に在宅看取りを行うことができている在支診の属性はどうなっているのか、どんな特徴があるのかなども詳細に分析することが必要です。効率的に在宅看取りを行うことができる環境や取り組みなどを明らかにし、制度、政策への提言につなげることができれば、今後、必要になる膨大な終末期医療費を減らすことができるかもしれません。

注

（1）厚生労働省（2007）『平成19年度調査 在宅療養支援診療所の実態調査 結果概要（中医協 診－2－2 19.12.14）』（https://www.mhlw.go.jp/shingi/2007/12/dl/s1214-5d.pdf, 2021年9月7日閲覧）。

（2）厚生労働省（2013）『在宅医療（その3）平成25年6月26日（中医協 総－4 25.6.26）』（https://www.mhlw.go.jp/file/05-Shingikai-12404000-Hokenkyoku-Iryouka/0000015465.pdf, 2021年9月7日閲覧）。

（3）厚生労働省（2015）『在宅医療（その3）平成27年10月7日（中医協 総－3 27.10.7）』（https://www.mhlw.go.jp/file/05-Shingikai-12404000-Hokenkyoku-Iryouka/0000099999.pdf, 2021年9月27日閲覧）。

第15章 在宅看取りと訪問診療、往診の回帰分析

1 訪問診療や往診の回数が在宅看取り数に与える影響

本章では、訪問診療や往診の回数が在宅看取り数に与える影響の分析を行います。第13章以降において、頻度の視点からみると訪問診療や往診を熱心に行うことは在宅看取りにつながることがわかってきました。それでは実際、訪問診療や往診の回数が増えると、どのくらい在宅看取りの実績が増えるのかについて都道府県別データを用いて実証分析を行います。分析には、「平成29年医療施設（静態・動態）調査」の都道府県別データ[1]を用います。被説明変数に在宅看取り実施件数を、説明変数に在宅患者訪問診療実施件数と、往診実施件数を用いて最小二乗法による分析を行います。

データの記述統計量を表15－1に、在宅看取り実施件数と在宅患者訪問診療実施件数の散布図と推定により求められた回帰直線を図15－1に、在宅看取り実施件数と往診実施件数の散布図と推定により求められた回帰直線を図15－2に示しています。

表15－1　記述統計量

	データ数	平　均	標準偏差	最小値	最大値
在宅看取り実施件数	47	211.872	241.259	16	1219
在宅患者訪問診療実施件数	47	22673.596	29595.136	2701	150878
往診実施件数	47	4070.617	4659.663	479	24894

（出所）「平成29年医療施設（静態・動態）調査」の都道府県別データを用いて筆者作成.

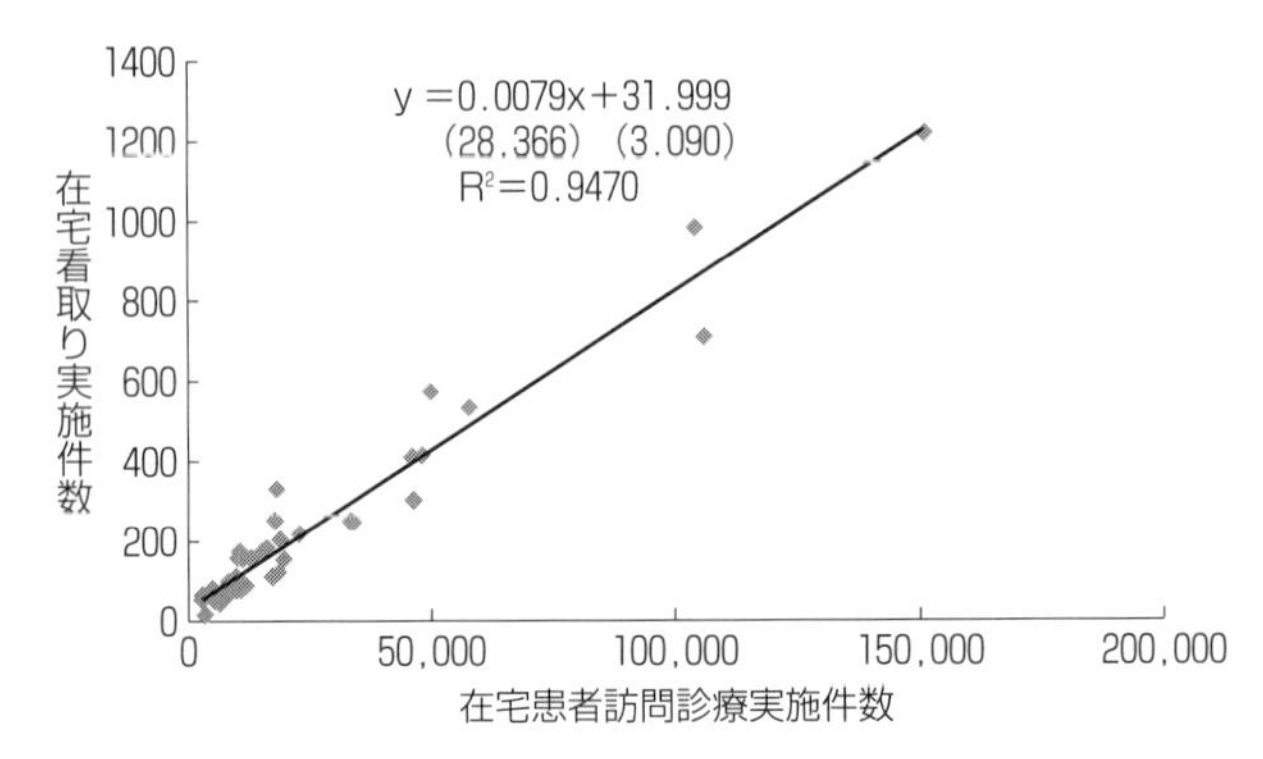

図15－1　在宅看取り実施件数と在宅患者訪問診療実施件数の散布図と回帰直線

（出所）「平成29年医療施設（静態・動態）調査」の都道府県別データを用いて筆者作成.

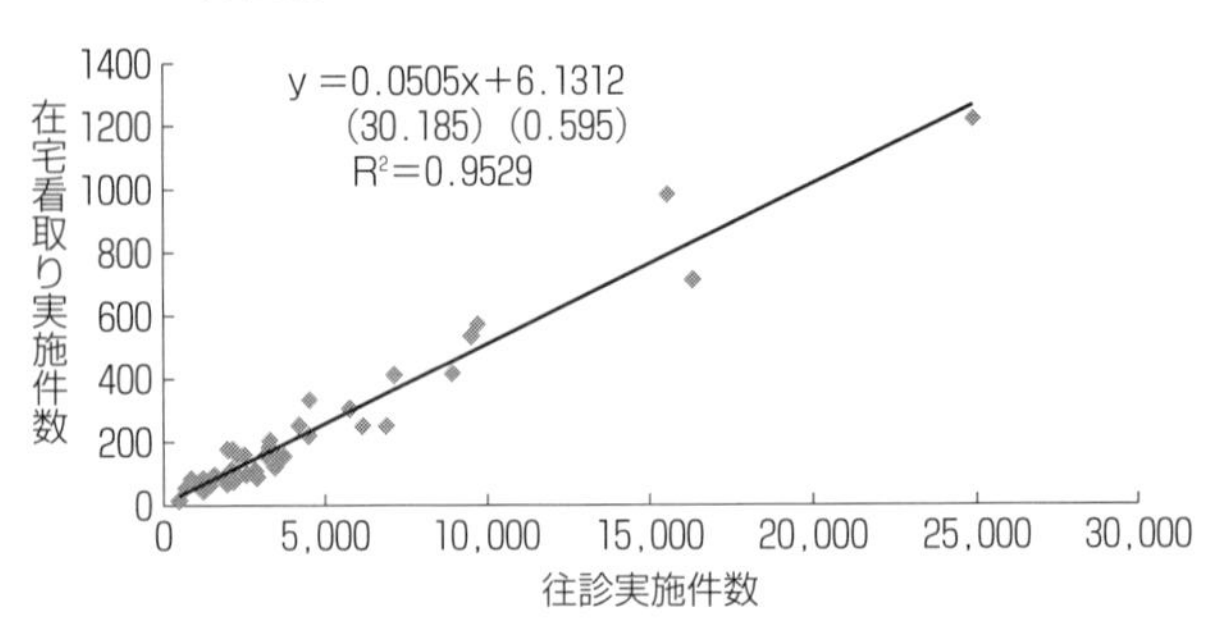

図15－2　在宅看取り実施件数と往診実施件数の散布図と回帰直線

（出所）「平成29年医療施設（静態・動態）調査」の都道府県別データを用いて筆者作成.

2　訪問診療回数と往診回数の増加は、在宅看取り数を増加させる

図15－1をみると、在宅看取り実施件数と在宅患者訪問診療実施件数の散布図からは強い正の相関が確認でき、各都道府県における訪問診療実施件数が多くなるほど、在宅看取り実施件数が多くなっていることがわかります。さらに、回帰直線における説明変数の係数が0・0079であることから[2]、都道府県における訪問診療実施件数が1件増加すると、在宅看取り実施件数が0・0079件増加するという結果が得られています。これは、訪問診療実施件数が1000件増加すると、在宅看取り実施件数が7・9件増加することを意味し、訪問診療実施件数が多くなると在宅看取り実施件数が有意に多くなることが明らかになりました。

また、図15－2をみると往診実施件数においても同様の結果が得られています。在宅看取り実施件数と往診実施件数の散布図からも強い正の相関が確認でき、各都道府県における往診実施件数が多くなるほど、在宅看取り実施件数が多くなっていることがわかります。さらに、回帰直線における説明変数の係数が0・0505であることから[3]、都道府県における往診実施件数が1件増加すると、在宅看取り実施件数が0・0505件増加するという結果が得られています。これは、往診実施件数が1000件増加すると、在宅看取り実施件数が50・5件増加することを意味し、往診実施件数が多くな

ると在宅看取り実施件数が有意に多くなることがわかります。
分析結果から、訪問診療実施件数の増加、往診実施件数の増加は、ともに在宅看取り実施件数を増加させますが、その効果の大きさを比較すると、往診実施件数の方が在宅看取り実施件数に与える影響が大きくなっていることがわかります。訪問診療とは、居宅において療養を行っている患者のもとに定期的に医師が訪問して診療を行うもの、そして往診は、患者の状態が急変したときなどに、患者やその家族から電話などで依頼があって患家を訪問する診療です。定期的に訪問診療を行っている患者の容態が急変した場合に連絡を受けて往診するという構図は特に終末期において頻繁に起こり得ると考えられることから、訪問診療実施件数より往診実施件数の方が在宅看取り実施件数を増加させる効果が大きいという分析結果は実情に即しているといえます。また、この分析結果は在宅看取りの促進に大きなヒントを与えてくれています。在支診が定期的に訪問診療を継続している過程において、容態の急変が起これば医師に往診を依頼する、この流れが在宅看取りにつながる可能性を上昇させることが示されたことを踏まえると、在支診による訪問診療、往診を今以上に増やすことで在宅看取りを促すことができるといえます。

注

(1)「平成29年医療施設(静態・動態)調査」の表題が「一般診療所数(重複計上)」:実施件数、在宅医療サービス・都道府県—指定都市・特別区・中核市（再掲）・病床の有無別」、実施年が2017年のデータのうち、「医療保険等による実施している施設数（在宅看取り実施件数）」、「医療保険等による実施している施設数（在宅患者訪問診療実施件数）」、「医療保険等による実施している施設数（往診実施件数）」を変数として用いている。

（2）図15－1の回帰直線の下の括弧はt値を表している。説明変数のt値が28・366であることから、説明変数の係数0・0079は1％水準で有意である。一方、推定された回帰直線の当てはまり度合いを表す決定係数R^2は0・9470で、当てはまり度合いはとてもよいといえる。

（3）図15－2の回帰直線の下の括弧はt値を表している。説明変数のt値が30・185であることから、説明変数の係数0・0505は1％水準で有意である。一方、推定された回帰直線の当てはまり度合いを表す決定係数R^2は0・9529で、当てはまり度合いはとてもよいといえる。

第16章 在宅看取りが多くなることで、入院における診療費を抑えることができるのか？

1 地域の在宅看取り数が入院における診療費にどう影響するのかを検証

前章では、訪問診療や往診が多い都道府県では在宅看取り数が多くなることをデータ分析により明らかにしました。それでは実際、地域の在宅看取り数が多くなると、本当にその地域の入院における診療費を抑えることができるのでしょうか。この点についても検証が必要です。

本章では、大阪府の市町村別データを用いて、地域の在宅看取り数が地域の入院における診療費にどう影響するのかについて検証するため、被説明変数を入院における1人当たりの診療費、説明変数を1在支診当たりの在宅看取り数とし、最小二乗法により分析を行っています。

「国民健康保険の実態（平成23年度版）[1]」には、療養の給付（2010年）として市町村別の「1人当たり費用額（入院、一般＋退職・円）」の値が掲載されています。「1人当たり費用額（入院、一般＋退職・円）」は、入院における年間診療費費用額を年間平均被保険者数で除した数、つまり入院における1

人当たりの診療費を表しています。この市町村別の入院における1人当たりの診療費を被説明変数に用いて推定を行います。

また、説明変数に用いるデータは2010年に大阪府の在支診より地方厚生局に提出された「在宅療養支援診療所に係る報告書」から得られた値です。地方厚生局では、「在宅療養支援診療所に係る届出受理医療機関名簿」、「在宅時医学総合管理料・特定施設入居時等医学総合管理料に係る届出受理医療機関名簿」、「在宅末期医療総合診療料に係る届出受理医療機関名簿」[2]も把握しており、これらからは在支診の所在地等の情報が得られます。

これらの情報に対して「行政機関の保有する情報の公開に関する法律」に基づき、地方厚生局に開示請求の手続きを行い、①「在宅療養支援診療所に係る報告書」、②「在宅療養支援診療所に係る届出受理医療機関名簿」③「在宅時医学総合管理料・特定施設入居時等医学総合管理料に係る届出受理医療機関名簿」④「在宅末期医療総合診療料に係る届出受理医療機関名簿」を入手しました。①〜④のデータからは医療コードおよび医療機関名が把握できることから、まず、これらの情報を用いて①〜④をマッチングして個票データを作成し、位置情報を用いて大阪府内の市町村ごとの1在支診当たりの在宅看取り数を算出しています。なお、泉南市の在支診では死亡患者がいなかったため分析対象外として扱い、分析では42市町村における1在支診当たりの在宅看取り数を説明変数として用いています。

2　在宅看取り数が増加すれば、入院における診療費を減らすことができる

データの記述統計量を表16－1に、在宅看取り数と入院における診療費の散布図と推定により求められた回帰直線を図16－1に示しています。図16－1をみると、散布図からは弱い負の相関が確認でき、1在支診当たりの在宅看取り数が多くなるほど、入院における1人当たりの診療費が安くなっていることがわかります。また、回帰直線における説明変数の係数が－2596.9であること[3]から、その市町村の1在支診当たりの在宅看取り数が1人増加すると、入院における1人当たりの診療費が2596・9円減少するという結果が得られています。つまり、在支診における在宅看取り数を増やすことができれば、その地域の入院における1人当たりの診療費を減らすことが検証されたことになります。

前章においては、訪問診療実施件数、往診実施件数の増加は、ともに在宅看取り実施件数を増加させることがデータ分析により検証されました。本章の結果と合わせて考えると、訪問診療や往診を熱心に行うことは在宅看取りを促すことになり、在宅看取りが増えることが病院で終末期を迎える患者を減らすことにつながり、結果としてその地域の入院における診療費を減らすことが明らかになったといえます。つまり、在宅看取りの促進のカギは、在支診等において訪問診療や往診を熱心に行うこ

表16－1　記述統計量

	データ数	平　均	標準偏差	最小値	最大値
入院における１人当たりの診療費（円）	42	109139	9352.953	91375	140628
１在支診当たりの在宅看取り数（人）	42	1.851	1.199	0	6.333

（出所）筆者作成.

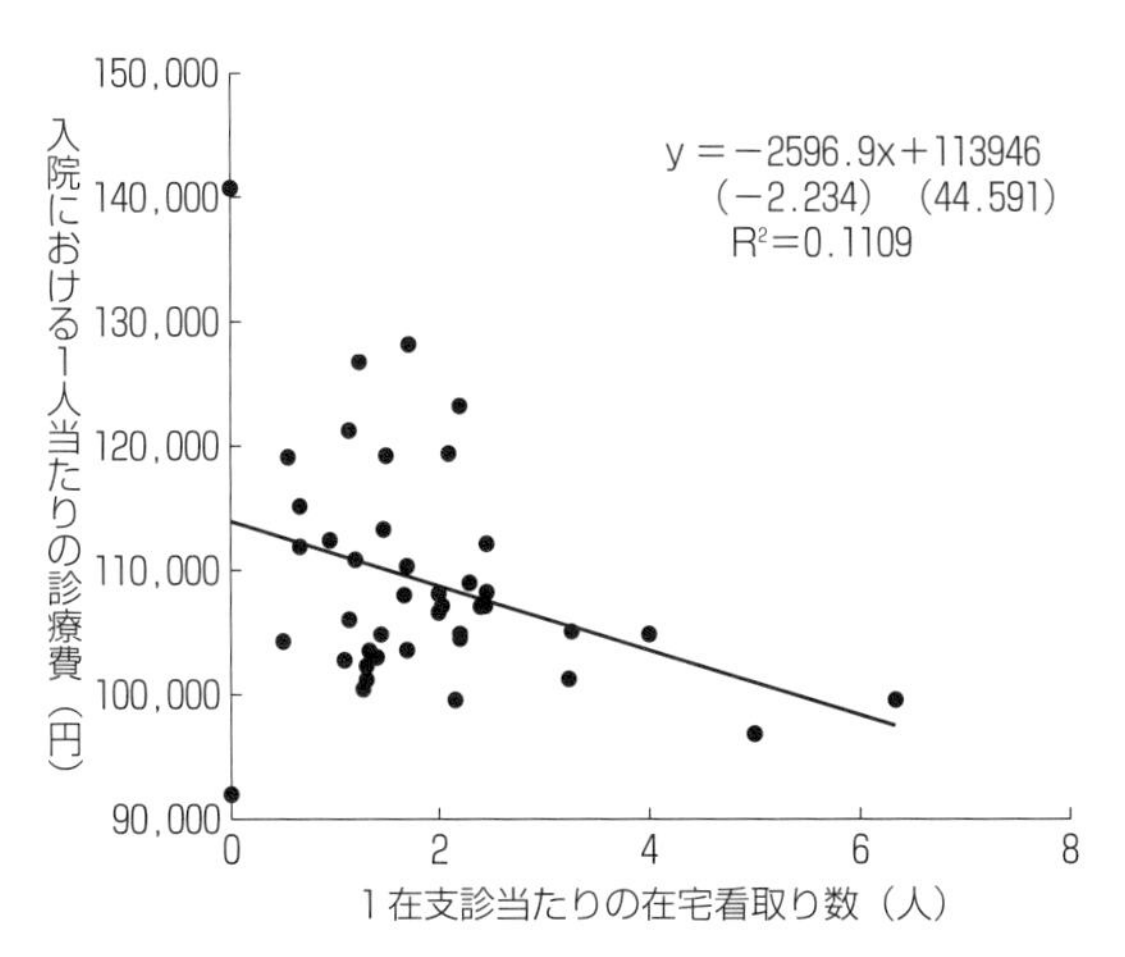

図16－1　在宅看取り数と入院における診療費の散布図と回帰直線

（出所）西本真弓（2014）「在宅療養支援診療所の在宅看取り数に関する費用効率性」，公益財団法人 ファイザーヘルスリサーチ振興財団，『第20回ヘルスリサーチフォーラム及び平成25年度研究助成金贈呈式ヘルスリサーチ20年――良い社会に向けて―講演録―』，2014年６月30日，pp. 125-130.

とにあるわけです。よって、本書後半では、在宅医療を取り巻く医療業界の背景や現状を述べ、それらを踏まえた上で、訪問診療や往診を効果的に、そして効率的に行うための提案を行いたいと思います。

注

（1）国民健康保険中央会（2011）『国民健康保険の実態』。

（2）現在では、「在宅がん医療総合診療料に係る届出受理医療機関名簿」に名称変更されている。

（3）図16－1の回帰直線の下の括弧はt値を表している。説明変数のt値が－2.234であることから、説明変数の係数－2596.9は5％水準で有意である。一方、推定された回帰直線の当てはまり度合いを表す決定係数 R^2 は0・1109で、当てはまり度合いはあまりよくない。

第17章　医療資源が限界を迎える！

1　診療所の医師数は病院の医師数より増加が緩やか

今後、年間死亡者数がピークを迎える２０４０年まで、医療ニーズはどんどん高まってくることが予想されます。それに伴い、終末期医療費も膨大になることが予想され、在宅医療に対する期待は高まるばかりです。そんな中、喫緊の課題は在宅医療の提供体制を整えていくことだといえます。それでは、どのように在宅医療の提供体制を構築すれば、これからの医療ニーズに応えることができるのでしょうか。

ここまで、在宅医療において往診や訪問診療が在宅看取りを促進することを様々な角度から検証し、述べてきました。そして、在宅看取りが多くなれば、その地域の入院における診療費が抑えられることも前章における検証の結果、明らかになりました。つまり、往診や訪問診療を今以上に増やすことが、増え続ける医療ニーズに応える一つの策といえます。しかしながら、図10－1でみたように、在

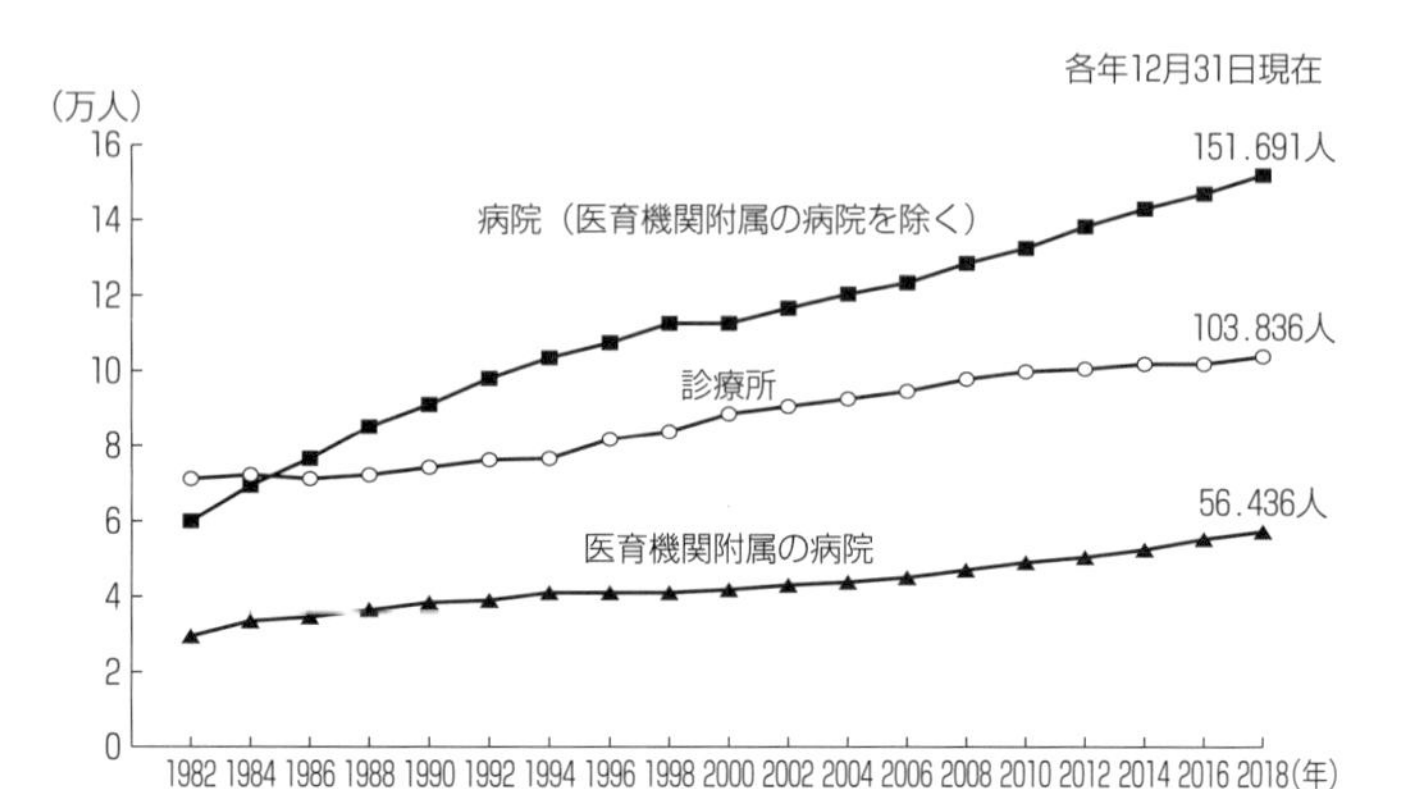

図17－1　施設の種別にみた医療施設に従事する医師数の年次推移

（出所）　厚生労働省（2019）「平成30年（2018年）医師・歯科医師・薬剤師統計の概況」（https://www.mhlw.go.jp/toukei/saikin/hw/ishi/18/dl/kekka-1.pdf, 2022年１月27日閲覧）.

宅医療を支える在支診数は近年、伸び悩んでおり、機能強化型在支診数の伸びも限界に近い状況です。さらに、在支診の医師数が急に増加することも考えにくい現状があります。図17－1に施設の種別にみた医療施設に従事する医師数の年次推移を示していますが、病院の医師数と比較して診療所の医師数は毎年少しずつしか増加していないことがわかります。しかも、これらの診療所の医師のうち、24時間365日、往診や訪問診療を行う強い志をもった医師が地方厚生局長に在支診の届け出を提出し、認可された診療所が在支診となります。当然、すべての診療所の医師が在支診の届け出を提出するわけではなく、在支診の医師数の増加は診療所の医師数の増加よりもっと小さいということになります。

2　医療従事者不足が在宅医療推進の課題

しかも、医師の勤務時間は長時間に及んでおり、一人ひとりの勤務時間をこれ以上増やすことができない現実もあります。図17－2に正規職員の職種別の1週間の労働時間の分布を示していますが、医師の勤務時間は全職業総数と比較しても長時間勤務の場合が多いことがわかります。60時間以上勤務している医師の割合は、全職業総数と比較して明らかに多くなっています。このように、すでに長時間働いている医師が、今以上に働いて在宅医療を支えていくというのは現実的ではないことから、医療従事者の不足が在宅医療を推進する上での課題であると考えている医師がいるのも事実です。

在宅医療の中心となって取り組んでいる病院や診療所に対して実施された調査[1]において、診療所のある地域での在宅医療を推進する上での課題について、「在宅医療に携わる医療従事者（マンパワー）の確保」という回答が72件と最も多く、回答数124件のうちの約6割が医療従事者の不足を実感しており、その確保が在宅医療推進における課題であると思っていることがわかります。

このように在宅医療における医療資源は限られており、さらなる増強が期待できない現状において今後の医療ニーズに応えるために提案できること、それは様々な医療機関の連携により医療資源を有効に活用することだと思います。具体的な一案として、在支診と訪問看護ステーションの連携があげ

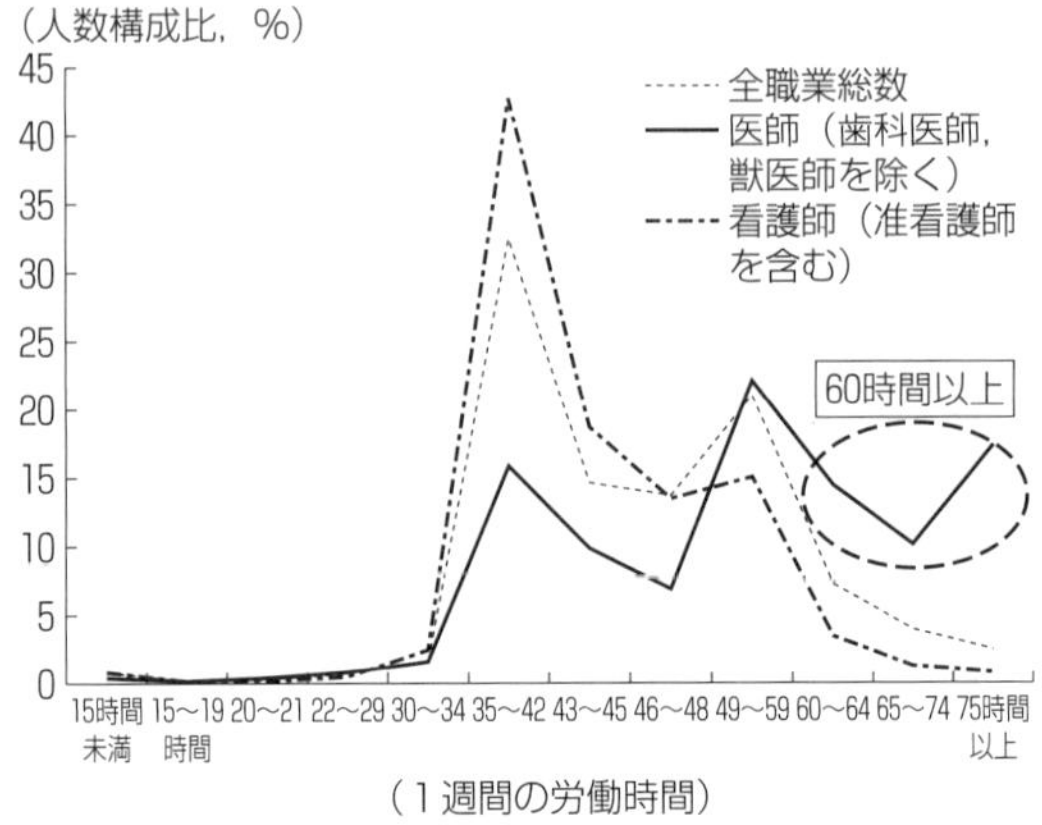

図17－2　正規職員の職種別の1週間の労働時間の分布

（注）総務省・平成24年就業構造基本調査（年間就業日数200日以上，正規職員）

（出所）厚生労働省（2017）「医師の勤務実態について」（https://www.mhlw.go.jp/file/05-Shingikai-10801000-Iseikyoku-Soumuka/0000178016.pdf，2022年2月11日閲覧）．

られます。訪問看護は、訪問看護師等が患者宅を訪問して療養生活を送っている患者の看護を行うサービスです。具体的には、患者やその家族の思いに沿った在宅療養生活の実現に向けて、健康の維持や回復等、生活の質の向上を目指し、予防から看取りまでを支えるサービスです。訪問看護ステーションには、看護職員として保健師、看護師、准看護師がおり、24時間の電話相談や必要時には緊急訪問看護を提供できる体制がとられています。また、訪問看護として、理学療法士、作業療法士、言語聴覚士がリハビリテーションを行うこともあります。

今後の医療ニーズに応えるには、他職種他機関の連携で在宅医療を支えることが必要になります。

まずは、在支診と訪問看護ステーションの連携を強化し、限られた医療資源を有効に活用することが必要となるでしょう。

注

（1） 厚生労働省（2018）『厚生労働省医政局委託事業 在宅医療連携モデル構築のための実態調査報告書』、株式会社日本能率協会総合研究所（https://www.mhlw.go.jp/content/10800000/000341065.pdf, ２０２２年2月16日閲覧）。

第18章 在宅療養支援診療所と訪問看護ステーションは連携できているのか？

1　在宅療養支援診療所同士の連携、在宅療養支援病院同士の連携はうまくいっている

在宅医療における連携というキーワードで考えると、在支診同士の連携や在支病同士の連携など、同じ医療施設同士での連携は厚生労働省が期待した通りに割とうまくいっています。図10-1〜2をみると、連携型の機能強化型在支診・在支病では創設された2012年当初から多くの届け出が出され、連携の構築がスムーズに進んだことがわかります。これは、機能強化型在支診・在支病には、その届け出が促されるように、従来型の在支診・在支病より高い診療報酬が設定されており、そうした診療報酬の設定が経済的インセンティブとしてうまく機能した結果、連携が促されたといえます。

在支診・在支病の場合、通院が困難な患者に対して、本人の同意を得て計画的な医学管理の下に定期的な訪問診療を行う場合において月1回算定できる診療報酬があり、自宅で療養する患者やケアハウスの入居者等の場合は在宅時医学総合管理料（以下、「在総管」とよぶ）を、そして施設入居者の場合

は施設入居時等医学総合管理料（以下、「施設総管」とよぶ）を加算することができます。在総管、施設総管ともに、機能強化型在支診・在支病には従来型の在支診・在支病より高い診療報酬が設定されています。単独で機能強化型在支診・在支病の条件を満たしていれば、機能強化型在支診・在支病として届け出を出すことができます。しかし、単独では機能強化型在支診・在支病の条件を満たすことができなくても、複数の在支診・在支病で連携して条件を満たすことができれば、連携型の機能強化型在支診・在支病として届け出を出すことができます。在総管、施設総管は、毎月、算定できる診療報酬で、在宅医療を行う医療機関にとって主たる収入源となります。複数の在支診・在支病が連携することで、従来型の在支診・在支病より高い診療報酬が得られる診療報酬システムがとられていることから、在支診・在支病にとっては、連携することに経済的インセンティブが働くことになります。

また、こうした診療報酬システムが設定されているのは在総管、施設総管だけではありません。第10章で説明した在宅ターミナルケア加算（表10－1）も同様の診療報酬システムとなっています。このように複数の加算において、機能強化型在支診・在支病に高い診療報酬が設定されていることから、在支診・在支病にとって連携することが経済的インセンティブとして働き、連携型の機能強化型在支診・在支病の届け出が促されているといえます。

2　在宅療養支援診療所と訪問看護ステーションの連携は少ない

しかし、例えば在支診の医師と、別の医療機関である訪問看護ステーションの訪問看護師との連携に関してはどうかというと、在支診同士、在支病同士の連携のような同じ医療施設同士の連携よりかなり数が少なくなります。なかには、とても社交的な医師がいて、いろいろな訪問看護ステーションにも顔が広く、誰にでも連携を提案できるようなケースもあろうかと思いますが、すべての医師が在宅医療促進のために他職種他機関の連携を提案できるわけではありません。

まず、訪問看護ステーションの訪問看護師の主な仕事内容を説明すると、訪問看護師は訪問看護ステーションから患者宅に向かい、体温、血圧、脈拍、呼吸などを調べて、健康状態の管理を行います。また、医師から出された訪問看護指示書(2)に基づき、点滴の管理やたんの吸引、褥瘡のケアなどの医療処置も行います。時には、医師やケアマネジャーに連絡して、情報共有を行い適切なサービスを検討することもありますし、薬の誤飲や飲み忘れを防ぐために服薬管理なども行います。こうした一連の流れの中で、在支診の医師と訪問看護ステーションの訪問看護師をつなぐものは訪問看護指示書ということになります。

訪問看護指示書は、医師と同じ在支診に所属する看護師に対して出す場合、在支診は診療報酬を算定することはできません。しかし、在支診の医師が他の医療機関に属している看護師に対して訪問看護指示書を出す場合には診療情報提供料Ⅰを算定することができます。診療情報提供料Ⅰは２５０点、金額にすると２５００円で、保険医療機関が診療に基づき、別の保険医療機関での診療の必要を認め、これに対して患者の同意を得て、診療状況を示す文書を添えて患者の紹介を行った場合に、紹介先保険医療機関ごとに患者1人につき月1回まで算定できるというものです。しかし、訪問看護指示書の有効期限は6カ月以内となっており、毎月算定しない医師もいます。在支診・在支病の場合は連携を促すような診療報酬のシステムになっていましたが、この診療情報提供料Ⅰの点数はそれほど高くはなく、必ず毎月、算定するものではないことから考えて、在支診の医師と訪問看護ステーションの訪問看護師の連携を促すほどの経済的インセンティブにはなっていません。

注

（1）医療施設とは医療法（昭和23年法律第２０５号）に定める病院・診療所のことを指す（https://www.mhlw.go.jp/wp/hakusyo/kousei/10-2/kousei-data/PDF/22010206.pdf, https://www.mhlw.go.jp/web/t_doc?dataId=80090000&dataType=0&pageNo=1, ２０２２年9月28日閲覧）。

（2）訪問看護指示書とは、医師が診察した上で、疾患名や現在の病状、必要な処置の指示や注意事項などを記載した文書を指す。

第19章

急激に増加した訪問看護ステーションの謎解き！

1　訪問看護活動が始まったのは1960年代

いまや、日本中のどこにでもみられる訪問看護ステーションですが、日本において訪問看護活動が始まったのは1960年代です。この頃、一部の病院による訪問看護活動が開始されました。その後、1991年の老人保健法の改正によって老人訪問看護制度が創設され、1992年から在宅の寝たきりの老人などに対して、老人訪問看護ステーションからの訪問看護が実施されることとなりました。さらに、1994年からは、訪問看護ステーションにおいて医療保険の訪問看護が開始し、老人医療の対象外であった在宅の難病児者、障害児者などの療養者に対しても、訪問看護が提供できるようになりました。2000年からは、介護保険法の実施に伴い、在宅の要支援者・要介護者等に認定された人に対しての訪問看護の提供は介護保険からの給付が最優先になりますが、別に厚生労働大臣が定める疾病等は、医療保険における訪問看護からの給付による提供となっています[1]。

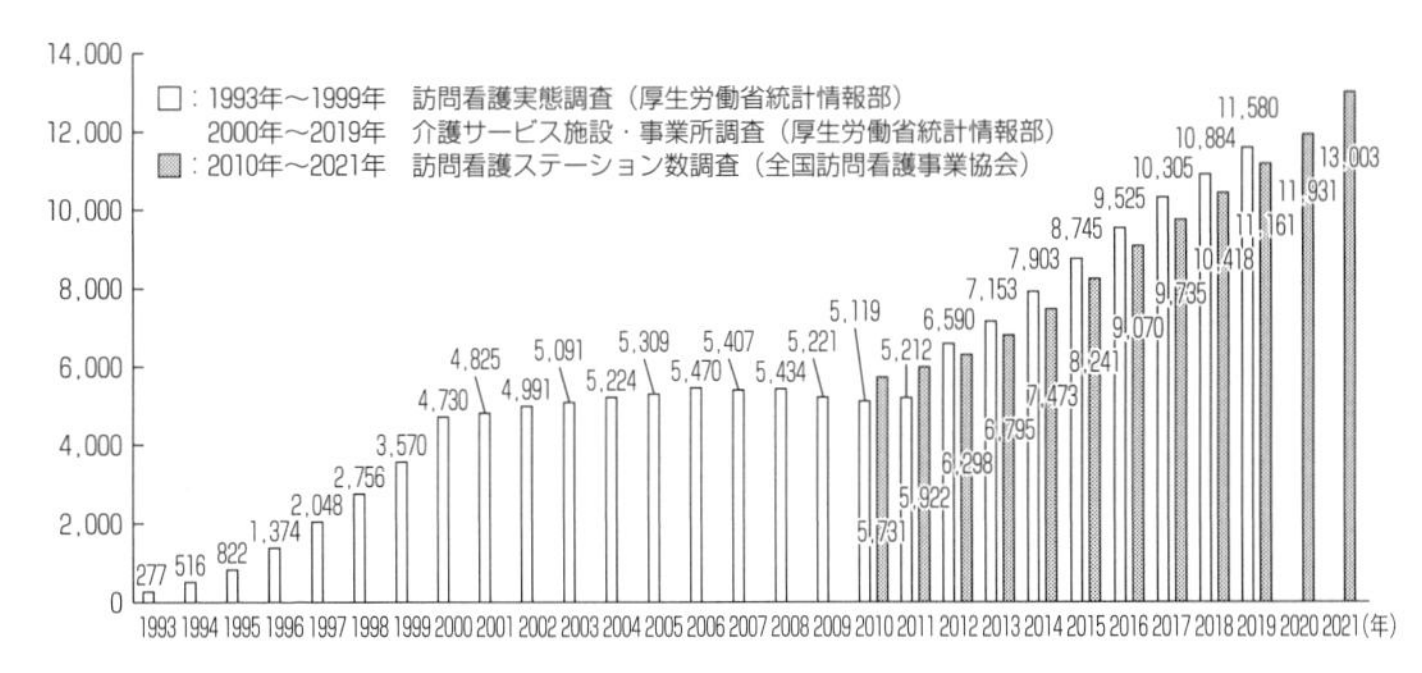

図19－1　指定訪問看護ステーション数（全国）

（出所）　一般社団法人全国訪問看護事業協会（2021）「令和３年度 訪問看護ステーション数調査結果」（https://www.zenhokan.or.jp/wp-content/uploads/r3-research.pdf，2022年３月１日閲覧）.

全国の指定訪問看護ステーション数を図19－1に示しています。指定訪問看護ステーション数とは、訪問看護事業を行う病院や診療所を含まない訪問看護ステーション数を表しています。図19－1によると、すべての在宅療養者に訪問看護が提供できるようになった１９９４年から介護保険法が実施される２０００年までは勢いよく増加していますが、２０００年から２０１０年まではほぼ横ばい、そして２０１１年を境に再び急増へと転じています。この２０１１年からの急増は、サービス付き高齢者向け住宅（以下、「サ高住」とよぶ）の供給促進が影響していると考えられます。

2 訪問看護ステーションとサービス付き高齢者向け住宅の密接な関係

サ高住とは、高齢者単身・夫婦世帯が居住できる賃貸等の住まいのことです。2011年の高齢者の居住の安定確保に関する法律（高齢者住まい法）の改正により創設された制度です。サ高住として登録するには、高齢者にふさわしいハード（規模・設備）、見守りサービス、そして契約内容に関する基準を満たす必要があります。

まず、国の補助による支援として、サ高住の供給促進のために、日本は補助・税制・融資による支援を実施しました。まず、国の補助による支援として、サ高住を整備する事業者に対し、整備等に要する費用の一部を補助する「サービス付き高齢者向け住宅整備事業」を行っています。例えば、住宅を新築してサ高住を建てる場合は建設費の10分の1（ただし、床面積等に応じて上限90〜135万円／戸）、改修では工事費の3分の1（ただし、上限180万円／戸）が補助され、高齢者生活支援施設を建てる場合、新築では建設費の10分の1（ただし、上限1000万円／施設）、改修では工事費の3分の1（ただし、上限1000万円／施設）が補助されます。(2)

また、税制による支援として、サ高住の建設・改修費の支援を受けた住宅について、固定資産税、不動産取得税に対する緩和措置が実施されています。融資による支援として、登録されたサービス付き高齢者向け賃貸住宅に係る建設資金を住宅金融支援機構が融資してくれます。こうしたサ高住供給促進のための支援を受けて、登録制度が開始された２０１１年以降、サ高住は棟数、戸数ともに増加傾向にあります。２０１１年には１１２棟、３４４８戸であったサ高住が、２０１９年では７４６８棟、24万９５９７戸まで増加し、棟数は約67倍、戸数は約72倍にまで増加しました[3]。

サ高住では、安否確認、生活相談は必ず提供しなければならないサービスとなっており、いざというときには、適切な対応やサービスが受けられる環境（医療や介護へのつなぎ）が確保されています。しかし、サ高住で安否確認、生活相談等を担っているのは必ずしも施設の看護職員というわけではありません。「高齢者向け住まい及び住まい事業者の運営実態に関する調査研究報告書[4]」によると、サ高住の日中の看護体制では「施設に看護職員はいないが、訪問看護ステーション、医療機関と連携してオンコール体制をとっている」と回答したサ高住が25・4％、夜間では41・2％となっています。オンコールとは、医療従事者が患者の急変時等に呼ばれればいつでも対応できるように待機していることを指します。サ高住の看護体制では日中は約４分の１の施設が、そして夜間では４割を超える施設が訪問看護ステーションや医療機関と連携してオンコール体制をとっており、サ高住の看護体制は訪問看護ステーションの看護師にかなりの部分を支えてもらっています。つまり、サ高住の増加にともない、看護師の需要も高まり、サ高住と連携する訪問看護ステーションが増加してきたというわけです。

注

（1） 厚生労働省（2009）『訪問看護について 第15回 今後の精神保健医療福祉のあり方等に関する検討会 平成21年4月23日 資料2』（https://www.mhlw.go.jp/shingi/2009/04/dl/s0423-7c.pdf，２０２２年３月１日閲覧）。

（2） 補助の金額は国土交通省「サービス付き高齢者向け住宅整備事業の概要」を参照。また，こうした国の補助事業以外に都や区市町村による補助事業もある（https://www.mlit.go.jp/common/001267499.pdf，２０２２年３月６日閲覧）。

（3） 三井住友銀行（2020）『サービス付高齢者向け住宅市場の動向』（https://www.smbc.co.jp/hojin/report/investigationlecture/resources/pdf/3_00_CRSDReport092.pdf，２０２２年３月６日閲覧）。

（4） 野村総合研究所（2017）『平成28年度老人保健事業推進費等補助金（老人保健健康増進等事業分）高齢者向け住まい及び住まい事業者の運営実態に関する調査研究報告書』（https://www.mhlw.go.jp/file/06-Seisakujouhou-12300000-Roukenkyoku/71_nomura.pdf，２０２２年３月13日閲覧）。

第20章 他職種他機関連携への起爆剤

1 他職種他機関連携アプリを用いたオンライン診療の試み

持続可能な開発目標SDGsの17の世界的目標のうちの一つに「すべての人に健康と福祉を」があります。またこれを受けて、日本政府は「持続可能な開発目標（SDGs）実施指針」を決定し、優先課題として示された8項目のうちに「健康・長寿の達成」があげられています。[1] ここでは、「健康・長寿の達成」の取り組みの一つとして、日本の在宅看取りを促進するために、他職種他機関の連携、具体的には在支診と訪問看護ステーションの連携を目的として作成した他職種他機関連携アプリを用いたオンライン診療を提案したいと思います。

オンライン診療とは、遠隔医療のうち、医師―患者間において、情報通信機器を通して、患者の診察および診断を行い診断結果の伝達や処方等の診療行為をリアルタイムに行う行為であると厚生労働省は定義しています。[2] 本書では、他職種他機関の連携強化を進めるための起爆剤として、オンライン診療による連携をよりスムーズに、より効率的に行えるようなアプリを提案しています。具体的には、在支診の医師と訪問看護ステーションの訪問看護師が連携し、患者宅を訪問した看護師がスマートフォンやタブレットを用いて連携アプリを操作することで医師が診療所内からオンライン診療を行うという試みです。

2 スマートフォンやタブレットを用いて在宅医療を効率化

図20－1に他職種他機関連携アプリを用いたオンライン診療のイメージをまとめました。居宅で介護を受けている患者宅に訪問看護ステーションの訪問看護師が訪問看護のために訪れます。そこで連携アプリを用いて診療所内にいる医師がオンライン診療を行い、スマートフォンやタブレットを通してリアルタイムに患者の容態を把握し、適切な処置を看護師に伝えます。看護師は医師からの指示に従って処置を行い、処置内容等を脈拍や血圧などの基礎データとともに連携アプリに入力します。入力内容を送信すると、診療所内にいる医師のもとには診療録となって出力されます。診療録とは、医師が患者の診療内容や処方薬、診療経過などを記録した文書のことで、診療録作成は法律上、医師の義務となっています。連携アプリには出力された診療録に、さらに医師として記録・保存しておきたい事項を加筆する機能があります。この機能を用いて、看護師から送られた情報に加えて医師として

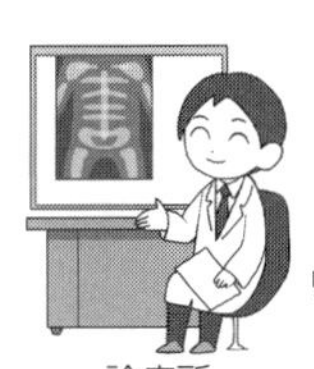

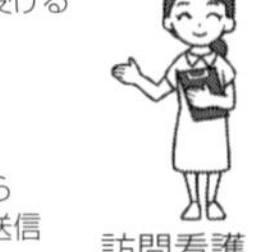

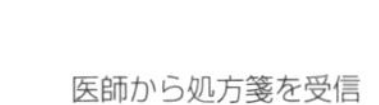

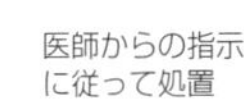

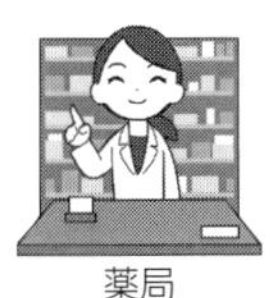

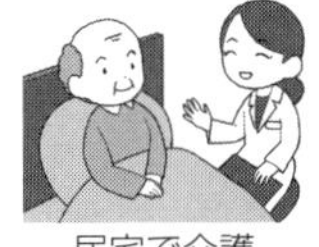

図20－1　他職種他機関連携アプリ

（出所）筆者作成.

記載する必要がある事項を加筆することで診療録を完成させることができます。

一方、看護師は訪問看護終了後に訪問看護記録を記入する必要があります。訪問看護記録とは、看護師が患者宅に訪問した際に実際に行ったケア内容等を記録する文書のことで、訪問するたびに作成する必要があります。連携アプリを用いることで、看護師は患者宅でアプリに入力し、訪問看護記録を作成することが可能になります。同時に連携アプリには医師によって処方箋が作成できる機能も有しており、薬局に送る処方箋も自動的に作成することが可能となります。処方箋を受け取った薬局からは、ドローンもしくは郵送にて患者宅に薬が届くというシステムです。

一般的に患者宅を訪問して往診や訪問診療を行う場合、医師は診療所に戻ってから診療録を書き、処方箋を作成して薬局に送るというケースが多いのですが、連携アプリを用いると、医師と看護師が情報共有する処置内容や脈拍、血圧といった基礎データ等の入力は看護師が患者宅で行いますので、医師にとっては診療録作成の時間短縮が可能になります。また、看護師も訪問看護の後に訪問看護ステーションに戻ってから訪問看護記録を記入する必要がなくなりますので、効率的に次の訪問看護先に移動することができます。

注

（1）外務省によると、ＳＤＧｓ（Sustainable Develcpment Goals：持続可能な開発目標）は、「誰一人取り残さない（leave no one behind）」持続可能でよりよい社会の実現を目指す世界共通の目標である。２０１５年の国連サミットにおいてすべての加盟国が合意した「持続可能な開発のための２０３０アジェンダ」の中で掲げられた。２０３０年を達成年限とし、17のゴールと１６９のターゲットから構成されている。日本政府は、ＳＤＧｓの17のゴールを日本の文脈に即して再構成した８つの優先課題と主要原則を改めて提示し、その８つの優先課題の中に「健康・長寿の達成」が含まれている（https://www.mofa.go.jp/mofaj/gaiko/oda/sdgs/pdf/SDGs_pamphlet.pdf, ２０２２年5月22日閲覧）。

（2）厚生労働省（2018）『オンライン診療の適切な実施に関する指針』（https://www.mhlw.go.jp/content/000889114.pdf, ２０２２年10月2日閲覧）。

第21章 新型コロナウイルス感染症の感染拡大に後押しされたオンライン診療

1　新型コロナウイルス感染症の流行でＩＣＴ活用が促進

今回、この他職種他機関連携アプリを提案するに至った背景としては、まず、新型コロナウイルス感染症の感染拡大が起こったことにより、非接触のオンライン診療の認知度が急速に高まり、その結果、オンライン診療の需要が高まったことがあげられます。もちろん、日本の医療分野では、医師不足や地域的な偏在、医師の長時間労働や医療機関全体の効率化といった課題に取り組むために、これまでも医療分野におけるＩＣＴの活用が進められてきました。そこに、新型コロナウイルス感染症が流行したことで、ＩＣＴのさらなる活用が求められるようになったといえます。

コロナ禍以前は、オンライン診療は再診の場合しか実施することができませんでした。初診でのオンライン診療は、患者がすぐに適切な医療を受けられない状況にあるなど、一定の場合に限定されていました。しかしながら、厚生労働省は、２０２０年4月10日、新型コロナウイルス感染症が収束するまでの期間に限るという条件のもと、初診から電話やオンラインによる診療を実施できるという時限的・特例的な要件緩和を行いました。この緩和措置により、電話やオンラインでの診療を実施できると登録した医療機関数は急増することとなりました。『令和3年版 情報通信白書』の電話・オンライン診療に対応する医療機関数の推移によると、2020年4月24日時点における電話・オンライン診療に対応する医療機関数は1万812施設でしたが、同年5月末時点では1万5226施設と約1カ月の間に1・4倍に急増しました。そして、その後微増を続け、2021年4月末時点では1万6843施設となっています。(1)新型コロナウイルス感染症の感染拡大がオンライン診療の普及の後押しをしたことは間違いありません。

2 患者、医師、看護師によるオンライン診療が在宅医療の現場でスタート

こうしてオンライン診療の普及が進む中、在宅医療の現場ではすでに一般的なオンライン診療を応用させた新しい形の患者、医師、看護師によるオンライン診療が始まっており、それを受けて厚生労働省も検討を開始しました。

厚生労働省が2019年1月から開催している「オンライン診療の適切な実施に関する指針の見直しに関する検討会」において、患者が看護師等といる場合の医師によるオンライン診療(D to P with

N）が検討されています。医師と患者の間で行われるオンライン診療は、D to P（ドクター（医師）とペイシャント（患者））とよばれ、コロナ禍において急速に進んだ診療形態です。それに対してD to P with Nは、ドクターとペイシャントとナース（看護師）を意味しています。

検討会で議題にあがってきた背景として、在宅医療の現場等において、すでに訪問看護等の際に、D to Pと訪問看護の組み合わせによるオンライン診療が行われているという実態があるため、指針における位置付け、実施時の留意事項、医師が看護師等に対して指示することが可能な診療の補助行為等について整理・検討することが必要となった経緯があります。検討会では、D to P with Nは、患者の同意の下、オンライン診療時に、患者は看護師等が側にいる状態で診療を受け、医師は診療の補助行為をその場で看護師等に指示することで、薬剤の処方にとどまらない治療行為等が看護師等を介して可能となるものと定義しています[2]。つまり、医師によるオンライン診療での往診や訪問診療と、看護師等による訪問看護を組み合わせた形態といえます。

患者は自分自身もしくは家族の意思により、どこの医療機関で在宅医療を受けるのかを選ぶことができます。患者により選ばれた在支診の医師が往診や訪問診療に来てくれる場合、医師が一人で来る場合もありますが、看護師が同行する場合もあります。そしてその場合、同じ医療機関に所属する看護師が同行しているケースがほとんどです。しかし、実は患者は制度上、訪問看護師も自由に選ぶことができます。つまり、ある在支診の医師、そして、医師が所属する在支診以外の訪問看護ステーションの訪問看護師、こんな組み合わせで診察してもらうことも可能だということです。しかし、他機関に所属する医師と訪問看護師による往診や訪問診療ということになると、課題になるのが連携です。同じ在支診に所属する医師と看護師の場合、日常的にコミュニケーションがとれている場合が多いですから連携は難しいことではありません。しかし、他機関に所属する医師と看護師にとっての連携は、そう簡単なことではありません。そこで、他職種他機関連携アプリを用いることで、患者宅に出向いた訪問看護師と診療所内で診察を行う医師がオンラインでつながり、リアルタイムに意思疎通を図りながら効率的に往診や訪問診療を行うという試みを実践できればと考えています。

注

（1）総務省（2021）『令和3年版情報通信白書』（https://www.soumu.go.jp/johotsusintokei/whitepaper/ja/r03/html/nd122320.html, 2022年4月7日閲覧）。

（2）厚生労働省（2019）「D to P with N（患者が看護師等といる場合のオンライン診療）オンライン診療の適切な実施に関する指針の見直しに関する検討会 第3回 資料4」（https://www.mhlw.go.jp/content/10803000/000495283.pdf, 2022年4月3日閲覧）。

第22章 オンライン診療のよいところ！

1 オンライン診療の満足度は高い

他職種他機関連携アプリはオンライン診療をベースとしていることから、オンライン診療のよいところは、連携アプリのよいところということになります。まず、患者側からみたオンライン診療のメリットは、医療機関まで移動しなくてもよい、診察のための待ち時間がなくなるので時間を効率的に使える、身体的な負担も少なくなるということがあげられます。

総務省が福岡県福岡市、茨城県つくば市、愛知県名古屋市、神奈川県藤沢市で行った地域実証におけるオンライン診療実施後の患者側の評価で、オンライン診療の満足度を尋ねた結果を図22－1に示しました。満足度についての回答数53件のうち、「大変満足」が21件、「概ね満足」が23件で、両者を合わせると8割強が満足と回答しています。この高い満足度の理由は、オンライン診療を受診した感想に表れていると思います。図22－2のオンライン診療を受診しての感想で、「とてもそう思う」と

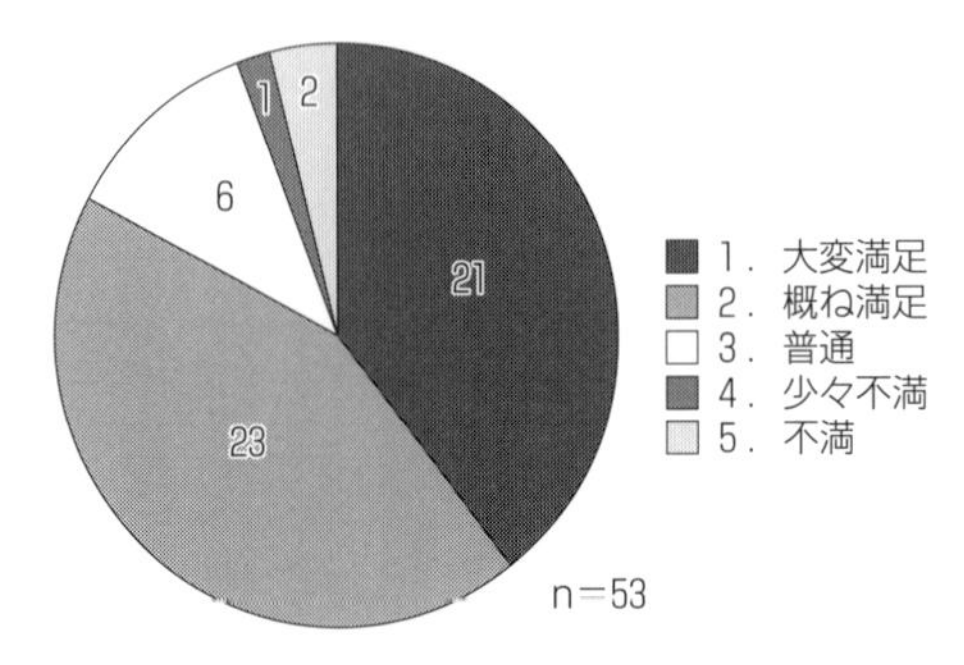

図22－1　オンライン診療の満足度

（出所）総務省（2019）「総務省の遠隔医療に関する取組 未来投資会議 構造改革徹底推進会合「健康・医療・介護」会合（第8回）令和元年11月27日 資料2」(https://www.kantei.go.jp/jp/singi/keizaisaisei/miraitoshikaigi/suishinkaigo2018/health/dai8/siryou2.pdf，2022年4月15日閲覧).

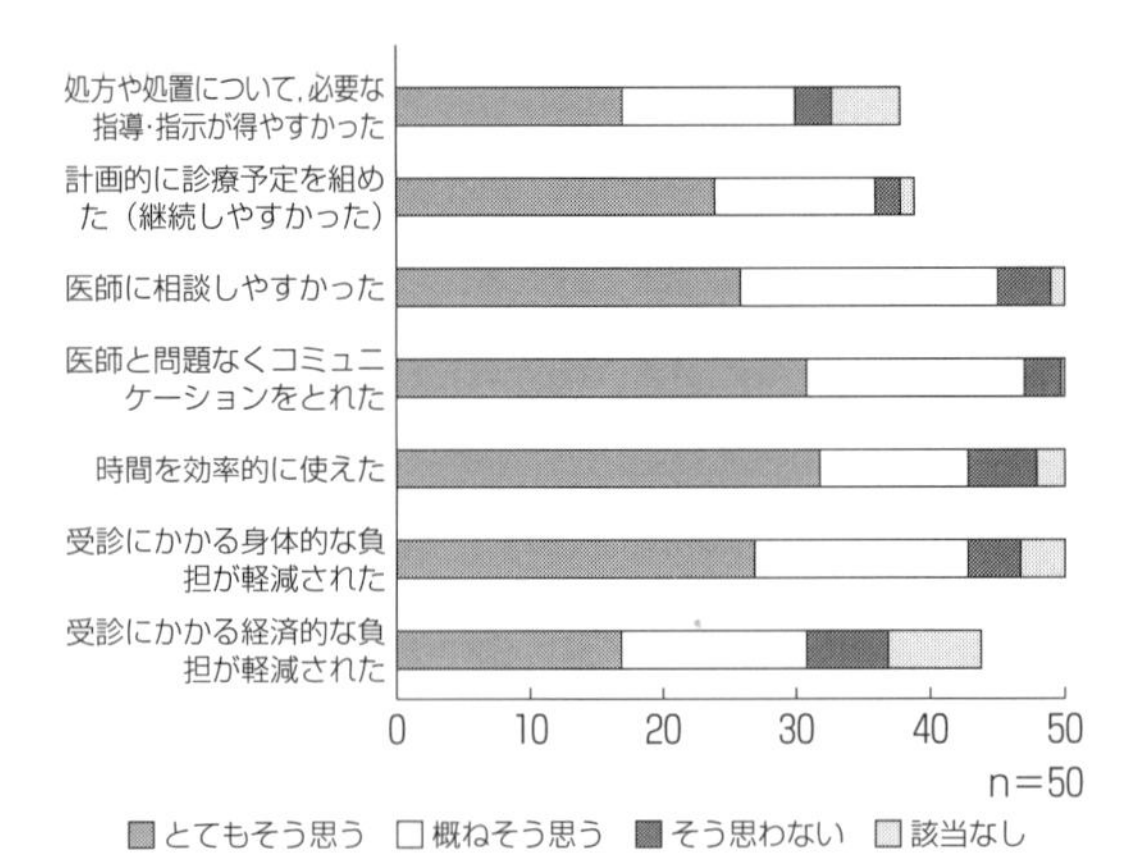

図22－2　オンライン診療を受診しての感想

（出所）総務省（2019）「総務省の遠隔医療に関する取組 未来投資会議 構造改革徹底推進会合「健康・医療・介護」会合（第8回）令和元年11月27日 資料2」(https://www.kantei.go.jp/jp/singi/keizaisaisei/miraitoshikaigi/suishinkaigo2018/health/dai8/siryou2.pdf，2022年4月15日閲覧).

「概ねそう思う」を合わせた回答をみると、「医師と問題なくコミュニケーションをとれた」が最も多く9割を超える回答となっています。そして、次いで「医師に相談しやすかった」が9割程度、「時間を効率的に使えた」と「受診にかかる身体的な負担が軽減された」がほぼ同数で9割弱と続きます。このアンケート結果には、オンライン診療支援者のサポートがあった場合が含まれており、全体的に問題なく受診ができていたケースにおける感想であったことから、「医師と問題なくコミュニケーションをとれた」や「医師に相談しやすかった」という回答が多くなるのは当然です。そうした点を考慮に入れると、「時間を効率的に使えた」または「受診にかかる身体的な負担が軽減された」と感じた患者が比較的多かったといえます。また、医療機関側の評価としても、身体的、時間的な理由から来院して対面診療を受けるのが難しい患者の通院負担を低減することで治療の継続率が向上すること[1]があげられており、こうした時間効率の上昇や負担軽減がオンライン診療のメリットといえるでしょう。

2　オンライン診療は過疎地医療に有効な診療形態

また、高齢の患者の場合、1人での通院が困難な人も多くいると思います。しかし、オンライン診療では通院のための付き添いも必要ではありませんので、高齢の患者にこそオンライン診療のメリッ

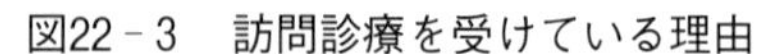

図22－3　訪問診療を受けている理由

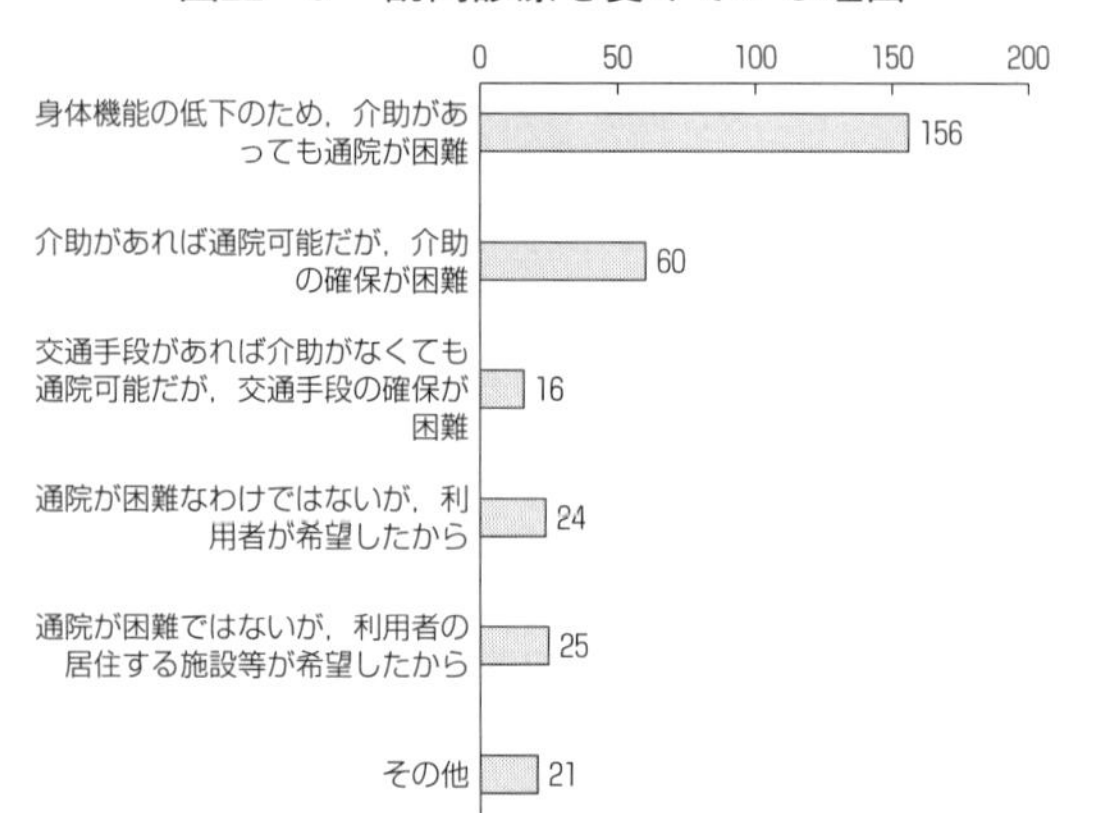

（出所）　北見市医療・介護連携支援センター（2021）「訪問診療及び通院困難に関する調査報告」（https://www.nouge.gr.jp/center/info/20210226_servey_report.pdf，2022年４月17日閲覧）

トは大きいのではないでしょうか。図22－3に、訪問診療を受けている利用者において、ケアマネジャーからみて訪問診療を受けている理由に最も近いものを1ケースに1つだけ選んだ結果を示しています。回答として「身体機能の低下のため、介助があっても通院が困難」が156件で最も多かったのですが、「介助があれば通院可能だが、介助の確保が困難」が60件と2番目に多い回答となっています。[2] オンライン診療では付き添い確保の心配も不要で、その点は患者側からみて大きなメリットになるでしょう。

さらに、オンライン診療は過疎地医療にも有効な診療形態といえます。患者は、いつでもどこでも誰でも安心してよい医療や介護を受けられることを望んでいます。しかし、地域的な制約により受けられる医療に偏りが生じているこども事実です。例えば、都会では多くの医療機関が存在し、様々な診療科が揃っており、優秀な医師や医療スタッフも数多くいますが、地方では、まず医療機関が少なく、場合によっては遠くまで足を運ばないと診てほしい診療科がない、医療機関の規模が小さく医師や医療スタッフも少人数といった場合が多くなります。オンライン診療では、医師が遠く離れていても診療を受けることができることから、過疎地医療において有効性が高い診療方法といえます。

注

（1）総務省（2019）『総務省の遠隔医療に関する取組　未来投資会議　構造改革徹底推進会合「健康・医療・介護」会合（第8回）令和元年11月27日　資料2』（https://www.kantei.go.jp/jp/singi/keizaisaisei/miraitoshikaigi/suishinkaigo2018/health/dai8/siryou2.pdf，２０２２年4月15日閲覧）。

（2）北見市医療・介護連携支援センター（2021）『訪問診療及び通院困難に関する調査報告』（https://www.nouge.gr.jp/center/info/20210226_servey_report.pdf，２０２２年4月17日閲覧）。

第23章

他職種他機関連携アプリのよいところ！

1　患者、看護師、医師からみた他職種他機関連携アプリのメリット

前章ではオンライン診療のメリットについて述べましたが、本章では他職種他機関連携アプリのメリットについて述べたいと思います。まず、患者側からみたメリットとしては、スマートフォンやタブレット端末の操作が苦手な高齢の患者にも対応可能であるということがあげられます。一般的なオンライン診療では、特に高齢の患者の場合、スマートフォンやタブレット端末の補助者が必要となるケースが多いですが、連携アプリは看護師が使用するので直接、患者が操作する必要はなく、補助者の問題は解決されることになります。

次に、看護師には医師の見解を直接、連携アプリを通してリアルタイムで聞けるというメリットがあります。一般的な訪問看護の場合、訪問看護師は訪問看護ステーションから患者宅に向かい、健康状態の管理を行ったり、医師から出された訪問看護指示書に基づき医療処置を行ったりします。基本

的には事前に出された訪問看護指示書を頼りに医師が同伴しない状態で訪問看護を行うことになりますが、連携アプリを介して患者の様子をリアルタイムで把握した医師から直接、その見解が聞けるというのは看護師にとって非常に心強いことです。

また、医師と看護師の双方に共通するメリットもいくつかあります。まず、連携アプリによる診察の効率化により、限られた時間の中でより多くの患者の診察が可能になります。連携アプリを用いると、どこがどう効率的になるのかを説明すると、まず患者宅で訪問看護師が患者の基礎データとともに医師の指導のもとに実施した処置等を連携アプリに入力し送信することで、医師が作成する診療録の一部の入力が不要になります。後は、医師として記録・保存が必要と思われる事項を加筆するだけで診療録は完成されます。そして訪問看護師も訪問看護が終了してから訪問看護記録を記入するという手順をとらなくても、患者宅で訪問看護記録作成を完結することができ、次の訪問看護先に向かうことができるので効率的といえます。医師と看護師が同じ情報をそれぞれ記録に残さなくてもよい分、時間を効率的に使うことが可能になり、医師は新しい患者を往診したり、訪問診療する時間が確保できることになります。つまり、連携アプリには、お互いの情報共有をスムーズに、そして効率的に行えるメリットがあるということです。

2　他職種他機関との連携には情報共有が必要

在宅医療における往診や訪問診療を他機関と連携して行うためには、お互いに情報共有が必要になりますが、現時点での共有方法は決して効率的とはいえません。「在宅医療連携モデル構築のための実態調査報告書」[1]に、連携している機関との患者情報の共有方法に関しての設問がありますが、その回答から多くが昔ながらの方法を用いていることがわかります。図23－1をみると、在宅医療において中心となって取り組んでいる病院や診療所が連携機関との患者情報の共有方法で、最も多いのが「電話」の101件、次いで「ＦＡＸ」が97件、「専用の連携用紙（紙媒体）」が48件と続いています。「電話」に関しては、現在では携帯電話という便利なものがあり、一度でつながればスムーズに進みますが、お互いのタイミングが常に合うわけではありません。かけ直しの回数が多くなれば、それはやはり非効率ということになります。また、「ＦＡＸ」や「専用の連携用紙（紙媒体）」を利用するとなると、手書きや印刷したものを送ることが多くなり、これも手間がかかる方法です。こうした現状を踏まえると、病院や診療所が連携機関との患者情報の共有で費やしている時間の多くを削減できることが他職種他機関連携アプリのメリットといえます。

また、病院や診療所だけでなく、訪問看護ステーションもＩＣＴを用いた業務改善の必要性を感じています。表23－1によると、業務改善の意向が最も多かった「医療機関やケアマネジャー等関係者との情報連携」、次いで「主治医との指示書、報告書、情報連携」、「記録業務」のすべてにおいて、その効率化の方法として「ＩＣＴ導入」が４割以上と最も多く回答されています。連携アプリを用いると、訪問看護ステーションが業務改善の必要性を感じている他機関との情報連携や記録業務も一気に効率よく行うことができ、情報共有がこれまで以上にスムーズになります。

最後に、連携アプリにはどんな災害が起きてもデータが安全に保存されているというメリットがあります。連携アプリを通して入力したデータはクラウド上（厳密にいうと、wwwアプリケーションサーバ）に保存されています。たとえ診療所内のパソコンが壊れても、看護師が持っているスマートフォンやタブレット端末を失くしても、ユーザー名とパスワードさえ知っていれば、どんな端末からでもアクセスしてデータ

図23－1　連携している機関との患者情報の共有方法
（複数回答）

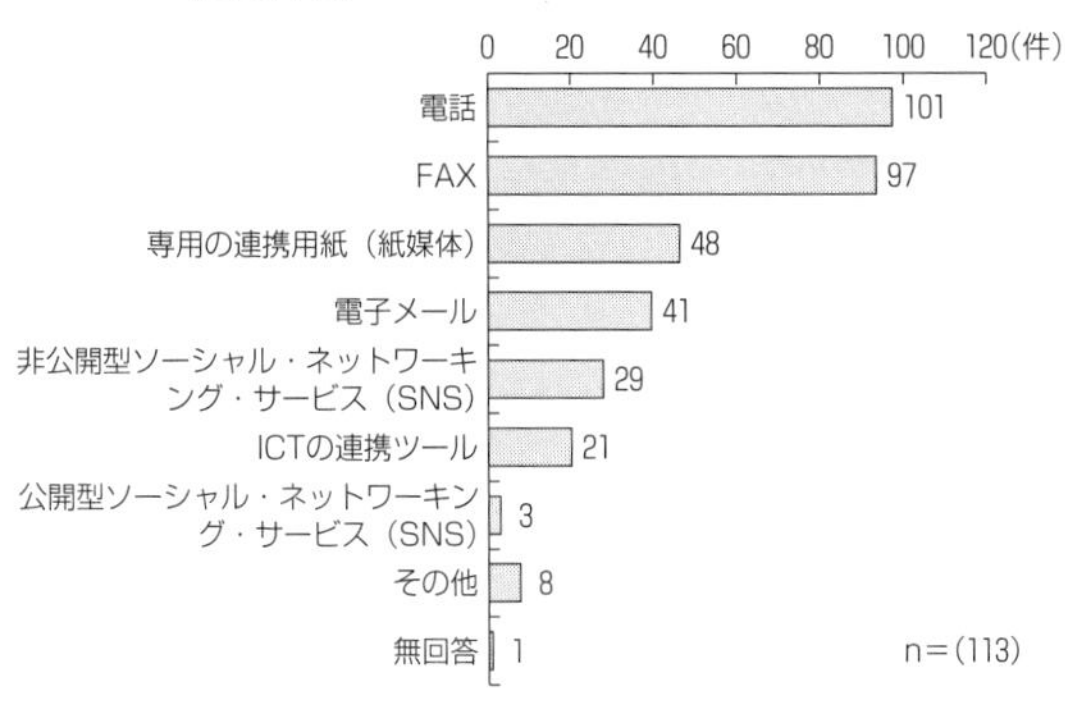

（注）　複数回答.
（出所）　日本能率協会総合研究所（2018）「厚生労働省 医政局 委託事業 在宅医療連携モデル構築のための実態調査報告書」（https://www.mhlw.go.jp/content/10800000/000341065.pdf, 2022年４月28日閲覧）.

表23－1　訪問看護事業所における業務改善の意向と効率化の方法

○　改善の意向が多かったのは，②の記録業務や⑨，⑩の関係者との情報連携に関する業務で，その効率化の方法としては，「ICT 導入」がもっとも多かった．

（回答数1,297）

業務の内容	改善意向の有無	効率化の方法（複数回答）		
		ICT 導入	他事業所との連携	他職種への業務委譲
① 事業所内の会議	37.5%	19.0%	15.1%	4.2%
② 記録業務	54.3%	44.6%	8.3%	3.7%
③ 職員のシフト作成	32.1%	25.1%	2.1%	3.4%
④ 訪問・送迎のルート作成	25.9%	20.4%	2.5%	2.8%
⑤ 請求業務	44.3%	26.4%	2.6%	18.4%
⑥ 物品購入・管理	29.9%	11.9%	3.7%	14.3%
⑦ 文書保管・管理	47.2%	30.4%	3.0%	14.8%
⑧ 職員同士の情報共有	50.7%	40.9%	9.2%	2.2%
⑨ 医療機関やケアマネジャー等関係者との情報連携	59.2%	43.3%	21.3%	4.2%
⑩ 主治医との指示書，報告書，情報連携	55.1%	43.3%	13.2%	5.5%
⑪ 利用者との契約や事務手続き	36.4%	19.2%	4.4%	14.6%

（注）平成30年度介護報酬改定の効果検証及び調査研究に係る調査（令和元年度調査）「訪問看護サービス及び看護小規模多機能型居宅介護サービスの提供の在り方に関する調査研究事業」

（出所）厚生労働省（2020）「訪問看護 社保審—介護給付費分科会 第182回（R2.8.19）資料３」（https://www.mhlw.go.jp/content/12300000/000661085.pdf，2022年４月29日閲覧）．

を取り出すことができます。医師と看護師にとっては、災害時の患者情報の保存において安心感があり、紙媒体での保存より災害に強いといえます。

注

（1）株式会社日本能率協会総合研究所（2018）『厚生労働省 医政局 委託事業 在宅医療連携モデル構築のための実態調査報告書』（https://www.mhlw.go.jp/content/10800000/000341065.pdf，２０２２年４月28日閲覧）。

第24章 オンライン診療のデメリットは何？

1 オンライン診療に対して慎重派の医師もいる

ここまでオンライン診療のよいところ、そして他職種他機関連携アプリのよいところを述べてきましたが、オンライン診療には何のデメリットもないというわけではありません。確かに、新型コロナウイルス感染症の感染拡大により、オンライン診療の認知度が一気に高まり、新型コロナウイルス感染症が収束するまでの期間に限るという条件のもと、初診から電話や情報通信機器を用いたオンライン診療を実施できるという時限的・特例的な要件緩和が後押ししたこともあり、オンライン診療は急速に促進されることとなりました。しかし一方で、診察のオンライン化は慎重であるべきと考える医師がいることも事実です。

板橋区医師会が医師に対して行ったアンケート結果(1)によると、「オンライン診療についてどのようにお考えですか」という設問に対して、「慢性疾患の通院中断防止に有用」が48・4％、「遠方からくる患者のために有用」が47・1％と肯定的な回答がある中で、「診察のオンライン化は慎重であるべき」が56・9％と否定的な回答が過半数となっています。また、「遠隔地、医療過疎・交通過疎地に限定」が44・4％と、どちらかといえば否定的な回答もあります。やはり、対面でないとみつけられないこと、診ることができない病状はたくさんあるということが、これらの回答の背景にあるのだと思います。筆者も、すべてがオンライン診療でできるとは思いませんし、すべてをオンライン診療にするべきではないと考えます。それは、やはり対面よりも病状の見落としが起きる可能性が高くなることが懸念されるからです。日本のオンライン診療のあり方も、新型コロナウイルス感染症の感染拡大による規制緩和が行われるまでは、オンライン診療に対して、今よりは慎重に考えていたと思います。しかしながら、医療現場における限られたマンパワー、そして、２０４０年に向けて増え続ける死亡者数、終末期医療を支える膨大な医療費、これらを踏まえると、オンライン診療を補填的に取り込み、効率的かつ有効的に診療に活かすことができるのではないかと思うのです。

実際、同じ板橋区医師会が行ったアンケート結果で、「在宅医療において、オンライン診療についてどのようにお考えですか」と在宅医療に限定した設問に対しては、「在宅医療の通常診療の補填に有用」という回答が58・5％で最も多くなっています。連携アプリは、オンライン診療を補填的に取り込み、効率的かつ有効的に診療に活かし、効率化することで生まれた時間で、より多くの在宅患者の診療を可能にする、そうしたことを実現するために開発しています。

2　オンライン診療でうまく効率化を図れない医師もいる

一方で、オンライン診療と聞くと、それだけで診療を効率的に行うことができるイメージがありますが、医師にとっては、そうでもないようです。日本オンライン診療研究会が医師に対して行ったアンケート(2)によると、「オンライン診療を導入して、診療時間が短縮されるなど効率性は上がりましたか」という設問に対して、168件中51件で最も多かった回答が「診療時間も効率性も変わらない」で、次いで「一人当たりの診療時間が短くなり、効率性は向上した」が40件、「一人当たりの診療時間は変わらないが、準備等で時間がかかり、総合的に効率性が落ちた」が25件と続きます。一般的な仕事では、対面でないとできない仕事もある一方で、遠隔の方が仕事の効率が上がると感じる場面が多くあるのに対し、オンライン診療では、その良さを感じられない医師が多いという点もオンライン診療のデメリットの一つとしてあります。

さらに、日本オンライン診療研究会のアンケートでは、「現在、オンライン診療を行うためにシステムを導入していますか」という設問に対して96%がオンライン診療システムと回答し、汎用ソフト(LINE、Skype、Facetime等)や自社開発ソフトという回答はほんのわずかで、ほとんどの医師が、企業が開発するオンライン診療システムを利用していることがわかります。しかし、一般的に開発されたオンライン診療システムは医療機関内の医療スタッフが利用する前提で開発されていることから、他職種他機関連携を図ることで効率化を促進するという概念に基づいた仕様にはなっていません。

3　他職種他機関連携を目的としたアプリ開発で効率化を目指す

他職種他機関連携アプリでは、患者宅にいる訪問看護師が医師からの指示に従って処置を行い、処置内容等や基礎データを連携アプリに入力します。入力内容を送信すると、診療所内にいる医師のもとには診療録として出力され、そこに医師として記録・保存が必要な項目を加筆して診療録を完成させます。また、同時に連携アプリは処方箋作成ができる機能も有しており、薬局に送る処方箋も自動的に作成することが可能となります。一般的な訪問診療では、医師は診療所に戻ってから診療録を書き、処方箋を作成して薬局に送ることになりますが、その作業が効率的に行えることになり、オンライン診療の効率性を今以上に高めることができるという利点があります。

日本オンライン診療研究会のアンケート[3]では「オンライン診療を利用している患者の満足度は上がったと思いますか」の設問に対して、満足度は上がっていないの「満足度1」から満足度は上がったの「満足度5」までの5段階で回答が得られています。結果、最も多かったのが「満足度4」で37・6%、次いで「満足度3」の27・9%、そして「満足度5」の23・6%と続きます。連携アプリを用いたオンライン診療により、効率的かつ有効的に診療することで、患者の満足度をさらに高めることができると考えています。

注

（１）板橋区医師会（2020）『電話診療・オンライン診療に関するアンケート結果（２０２０年8月6日 日本医師会提出資料、参考資料７）』（https://www.mhlw.go.jp/content/10803000/000657038.pdf, ２０２２年６月16日閲覧）。

（２）日本オンライン診療研究会（2019）『オンライン診療に関するアンケート集計結果（オンライン診療の適切な実施に関する指針の見直しに関する検討会 第４回 資料３）』（https://www.mhlw.go.jp/content/10803000/000504416.pdf, ２０２２年6月19日閲覧）。

（３）日本オンライン診療研究会（2019）『オンライン診療に関するアンケート集計結果（オンライン診療の適切な実施に関する指針の見直しに関する検討会 第４回 資料３）』（https://www.mhlw.go.jp/content/10803000/000504416.pdf, ２０２２年6月19日閲覧）。

第25章 D to P with N のススメ

1　在宅看取り時の医師との連携で最も多いのは電話

他職種他機関連携アプリは、D to P with N での利用が適切と考えています。第21章で述べたように、D to P with N とは、患者の同意の下、オンライン診療時に、患者は看護師等が側にいる状態で診療を受け、医師は診療の補助行為をその場で看護師等に指示することができるとともに、薬剤の処方にとどまらない治療行為等が看護師等を介して可能となる診療形態です。

患者宅にいる訪問看護師に医師がオンライン診療という形で加わるという意味の D to P with N は、患者は訪問看護師に訪問看護を受けていた状況に加えて、遠隔ではあるがリアルタイムで医師の診察を受けられるという点でサービス向上と感じるでしょう。また、在宅介護の現場では、医師から事前に出された訪問看護指示書のみの対応では困難な場合、特に看取り時など、何らかの急を要する対応が必要とされる場面が多々起こっているのではないかと想像します。

新潟県内の訪問看護ステーション管理者に対して行った「在宅看取りを希望する訪問看護利用者の最期に関する実態調査[1]」では、在宅看取り時の連携について、主治医と連絡する手段に関しての回答で最も多かったのが「電話」で86件、次いで「FAX」が45件、「メール」が37件、「地域のICTシステム」が29件、「その他（直接面接、地域連携手帳等）」が5件、「スカイプ」が0件となっています。図23-1に、平時における連携している機関との患者情報の共有方法を示していますが、最も多いのが「電話」の101件、次いで「FAX」が97件、「専用の連携用紙（紙媒体）」が48件、「電子メール」が41件と続いており、平時でも在宅看取り時でも連絡手段には大差ないことがわかります。看取りに際して、訪問看護師と医師とのやり取りの相当数が電話やFAX、メールといった患者の様子が直接的に確認できない媒体で行われており、それらから得られた情報をもとに終末期を迎える患者に寄り添っている訪問看護師の精神的ストレスは相当大きいのではないかと想像します。医者と患者と看護師を意味するD to P with Nが現場からスタートしたのは、こうした現状への対応の一環、苦肉の策ということではないでしょうか。連携アプリを用いたD to P with Nによる診療形態では、モニターを通してではありますが医師の診察を直接的に受けられることにより患者の安心感が高まることに加えて、訪問看護師の精神的ストレスを減少させる効果があります。

2　訪問看護ステーションでの在宅看取りは年々増加

近年、訪問看護ステーションでも在宅看取りは行われており、訪問看護ステーションにおける在宅看取りが年々増加傾向にあります。ターミナルケアとは、終末期を迎える患者に対して施される医療や介護のことで、訪問看護ステーションがターミナルケアを行った場合、介護保険請求におけるターミナルケア加算と医療保険請求におけるターミナルケア療養費のどちらかを請求できます。厚生労働省の「訪問看護ステーションにおけるターミナルケア利用者数」をみると、ターミナルケア加算（介護保険）の算定数は2007年には645件でしたが、2009年は728件、2011年は993件、2013年は1186件、2015年は1327件と増加傾向にあります。また、ターミナルケア療養費（医療保険）の算定数をみても、2007年には706件でしたが、2009年は1134件、2011年は1566件、2013年は1928件、2015年は2853件と算定数は増加傾向であることがわかります[2]。

しかし、今後、多死社会を迎える日本の人口構成を考えると、今以上に在宅看取りを推進する必要があります。そして、在宅看取りを訪問看護ステーションで行うためには医師と訪問看護師との連携が必要不可欠です。終末期における在宅医療を支えるには日常的にD to P with Nで診療の連携を深めていくことが望ましく、そうした日常的な連携が訪問看護ステーションでの在宅看取りをさらに促進することにつながると考えます。

3　在宅看取り促進のために、さらに多くの訪問看護師が必要に

日本は、今後、在宅看取りをさらに促進するために、多くの訪問看護師が必要になります。厚生労働省は２０１６年における看護職員が１６６万人であるのに対して、団塊の世代が75歳以上になる２０２５年には１８８～２０２万人が[3]、そして２０４０年には約２８０万人が必要になると試算しています[4]。訪問看護事業所の看護職員、つまり訪問看護師に関しては、２０１６年において４万７０００人であるのに対して２０２５年では11万８０００～12万６０００人が必要であると試算されており、実に２０１６年の２・５倍以上の訪問看護師が必要という計算になります[5]。また、厚生労働省では、２０２５年度の医療福祉分野における就業者数を計画ベースで９３１万人と試算しているのに対して、死亡者数がピークを迎える２０４０年度では計画ベースで１０６５万人が必要になると予測していることから[6]、当然、２０４０年には訪問看護師も相当数が必要になることが容易に推測できます。

ただ、入院での看取りから在宅看取りへという日本の方針のもと、訪問看護師のみ増加させれば対応できるということではありません。それは、在宅看取りは訪問看護師のみで行うことができないか

らです。必ず、医師によるケアが求められることから、訪問看護師は医師とタッグを組む必要があるといえます。しかし、実際に医療従事者が一番連携がとりにくいと感じているのは医師という調査結果があります。様々な地域で「在宅医療・介護連携に関するアンケート調査」が実施されており、その結果を公表している地域があります。アンケート調査では、在宅医療、介護連携において連携を図りにくい職種を尋ねています。宇城市のアンケート結果では、最も連携をとりにくい職種として医師が最も多く72件、次いで歯科医師が43件、薬剤師が35件と続きます[7]。沖縄県中部地区でも医師が最も多く128件、次いで歯科医師が63件、管理栄養士が29件となっています[8]。また、横浜市泉区においても医師が最も多く88件、次いで歯科医師が38件、歯科衛生士と栄養士が22件と続き[9]、いずれの地域においても共通して医師との連携がとりにくい実状があるようです。本書で提案する他職種他機関連携アプリは、訪問看護師と医師の連携ツールとして仲介の一翼を担うことを目指しています。

注

(1) 清水民枝(2017)『在宅看取りを希望する訪問看護利用者の最期に関する実態調査~訪問看護利用者が検死とならないために~ 公益財団法人 在宅医療助成 勇美記念財団 2017年度(前期)一般公募「在宅医療研究への助成」完了報告書』(http://www.zaitakuiryo-yuumizaidan.com/data/file/data1_20180411024653.pdf, 2022年8月1日閲覧)。

(2) 厚生労働省(2017)『【テーマ2】訪問看護 参考資料 意見交換 資料-3参考1 29.3.22』(https://www.

mhlw.go.jp/file/05-Shingikai-12404000-Hokenkyoku-Iryouka/0000156008.pdf, ２０２２年８月２日閲覧）。

（３）厚生労働省（2019）『医療従事者の需給に関する検討会 看護職員需給分科会 中間とりまとめ案（概要）医療従事者の需給に関する検討会 第12回 看護職員需給分科会 令和元年10月21日 資料３』（https://www.mhlw.go.jp/content/10805000/000559122.pdf, ２０２２年８月５日閲覧）。

（４）『朝日新聞』２０２１年７月19日 朝刊 ３ページ 総合３面。

（５）厚生労働省（2019）『医療従事者の需給に関する検討会 看護職員需給分科会 中間とりまとめ案（概要）医療従事者の需給に関する検討会 第12回 看護職員需給分科会 令和元年10月21日 資料３』（https://www.mhlw.go.jp/content/10805000/000559122.pdf, ２０２２年８月５日閲覧）。

（６）厚生労働省（2018）『「２０４０年を見据えた社会保障の将来見通し（議論の素材）」に基づくマンパワーのシミュレーション』（https://www.mhlw.go.jp/file/06-Seisakujouhou-12600000-Seisakutoukatsukan/0000207401.pdf, ２０２２年８月10日閲覧）。

（７）社会福祉法人 宇城市社会福祉協議会（2019）『在宅医療・介護連携推進事業 アンケート調査（平成30年９月～10月実施）』（https://www.shakyou-uki.jp/wp-content/uploads/2019/03/97108785dc7a8eeb239d8b68ef76da2f.pdf, ２０２２年８月６日閲覧）。

（８）中部地区医師会 在宅ゆい丸センター（2018）『平成29年度 在宅医療・介護連携支援推進事業 在宅医療・介護連携に関するアンケート結果』（https://zaitaku.chubu-ishikai.or.jp/wp_root/wp-content/uploads/2018/06/5e038f69411fde354d32fb6ac87f099.pdf, ２０２２年８月６日閲覧）。

（９）泉区福祉保健センター高齢・障害支援課（2021）『令和２年度在宅医療・介護連携に関するアンケート結果』（https://www.city.yokohama.lg.jp/izumi/kurashi/kenko_iryo/iryo/zaitakuiryo/izumizaitaku-jinzai.files/R2anke-to.pdf, ２０２２年８月６日閲覧）。

第26章 他職種他機関連携アプリを用いたオンライン診療の実証実験!

1 ロボット・AI・ICT等の実用化推進、データヘルス改革を目指す日本

日本は、2040年を展望し、誰もがより長く元気に活躍できる社会の実現を目指すために、多様な就労・社会参加の環境整備、健康寿命の延伸、医療・福祉サービスの改革による生産性の向上、給付と負担の見直し等による社会保障の持続可能性の確保という4つの政策課題の取り組みを進めています。そのうち、医療・福祉サービス改革による生産性の向上を図るための改革の中に、「ロボット・AI・ICT等の実用化推進、データヘルス改革」があげられており、介護分野でのロボット・センサー・ICTの活用や、オンラインでの服薬指導を含めた医療の充実が取り上げられています。[1]他職種他機関連携アプリは、まさにICTを活用したツールであり、オンラインでの服薬指導を含めた医療の充実を目指して開発しているアプリでもあり、日本が今、目指している取り組みと同じ方向性といえます。

2　かつらぎ町で他職種他機関連携アプリとドローンを用いた実証実験を実施

他職種他機関連携アプリについては、アプリ開発と並行して実証実験を行い、よりよいアプリを構築するために改善を重ねているところであり、実際、連携アプリを用いたオンライン診療の実証実験を和歌山県伊都郡かつらぎ町で行いました。

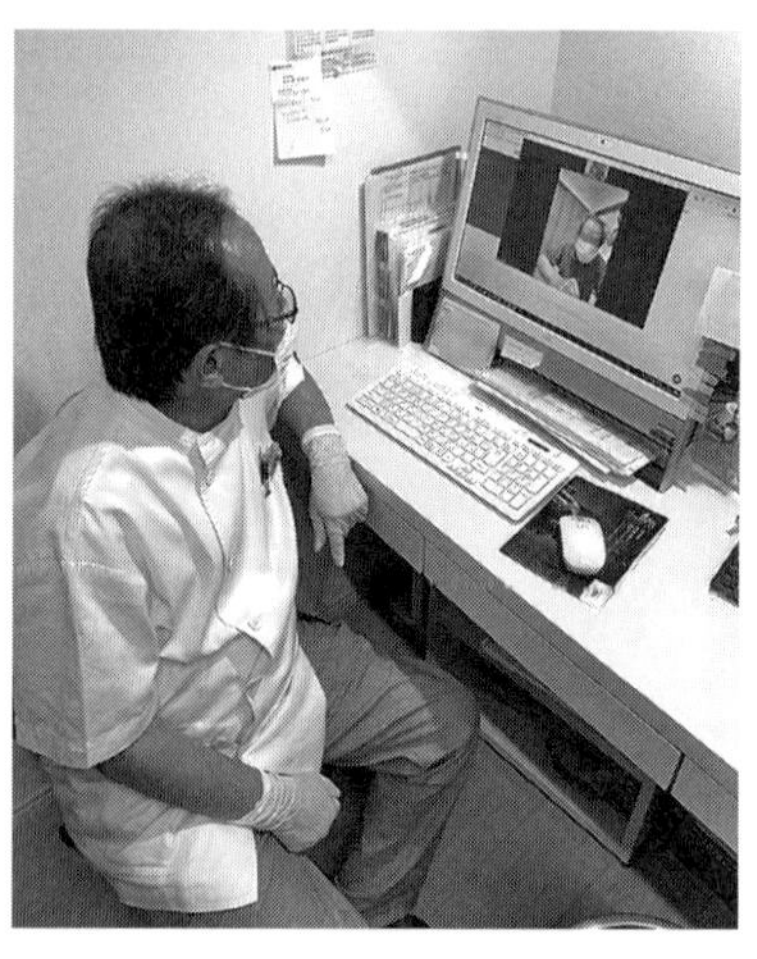

写真26－1　診療所内でオンライン診療を行う在支診の医師

かつらぎ町は、和歌山県の北東部に位置しており、面積は151・73平方キロメートルです(2)。北には和泉山脈があり、和泉山脈を越えると大阪府です。果物の生産が盛んで、年間を通じて柿、みかん、桃、ぶどうなどをはじめとするフルーツが出荷されています。2015年度のかつらぎ町の総人口は1万6992人、そのうち65歳以上の高齢者は6242人で人口の3分の1以上が高齢者です。世帯数でみても、総世帯数6315に対して、65歳以上の世帯員のいる核家族世帯数が19

３７、高齢夫婦のみの世帯が１０６７、高齢単身世帯（65歳以上の者1人の世帯）が１０４２です。[3] 高齢者が世帯員に含まれる世帯は合計４０４６で総世帯数の3分の2弱、高齢夫婦もしくは高齢単身世帯の合計は２１０９で総世帯数の約3分の1となっており、高齢者世帯が多いことがわかります。一方、在宅医療を支える在支診は２０１１年時点において町内に7件しかありません。[4] 鉄道はＪＲ和歌山線があるのみで、ほぼ1時間に1本のペースでしか電車がきません。鉄道と並行してバスも通っていますが、移動にはやはり車が不可欠です。実際、ほとんどの町民は徒歩圏内に医療機関も、薬局もないことから、オンライン診療における恩恵は都市部よりも大きく、連携アプリの実証実験、そしてドローンによる薬の配送の実証実験を行うには適した地理条件といえます。

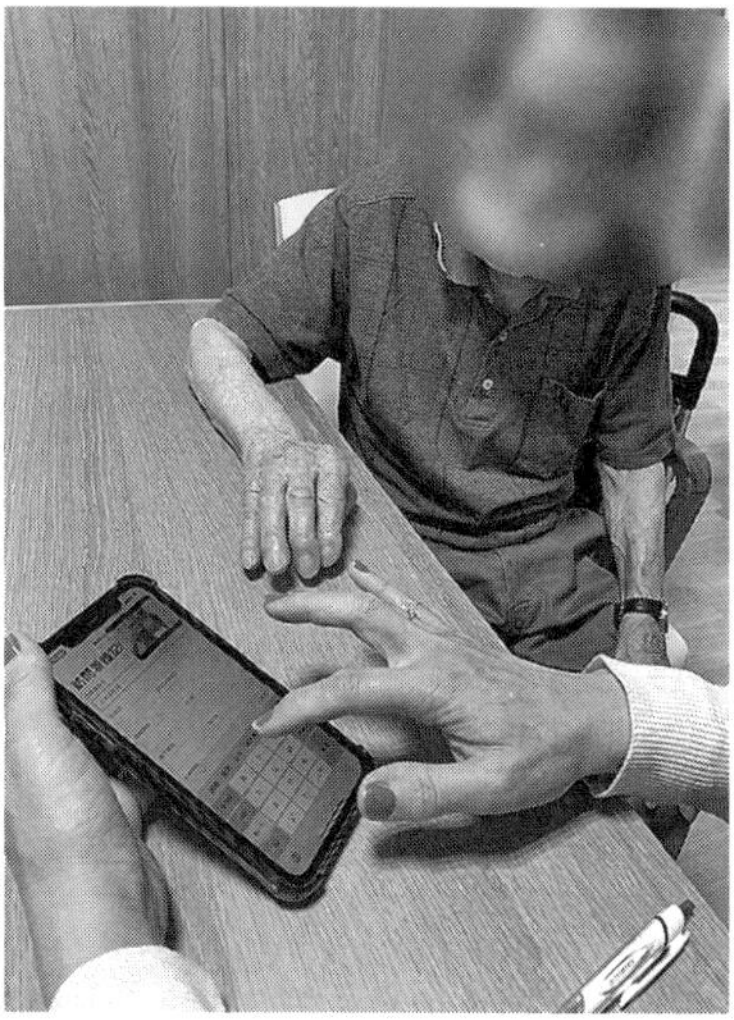

写真26－2　看護師さんとともにオンライン診療を受ける患者

　ドローンには飛行規制があり、空港等の周辺、１５０メートル以上の空域、人口集中地区（ＤＩＤ）の上空などの飛行には許可が必要となりますし、これら以外にも細かく規制があり注意が必要です。特に都市部においては、こうした規制が引かれてい

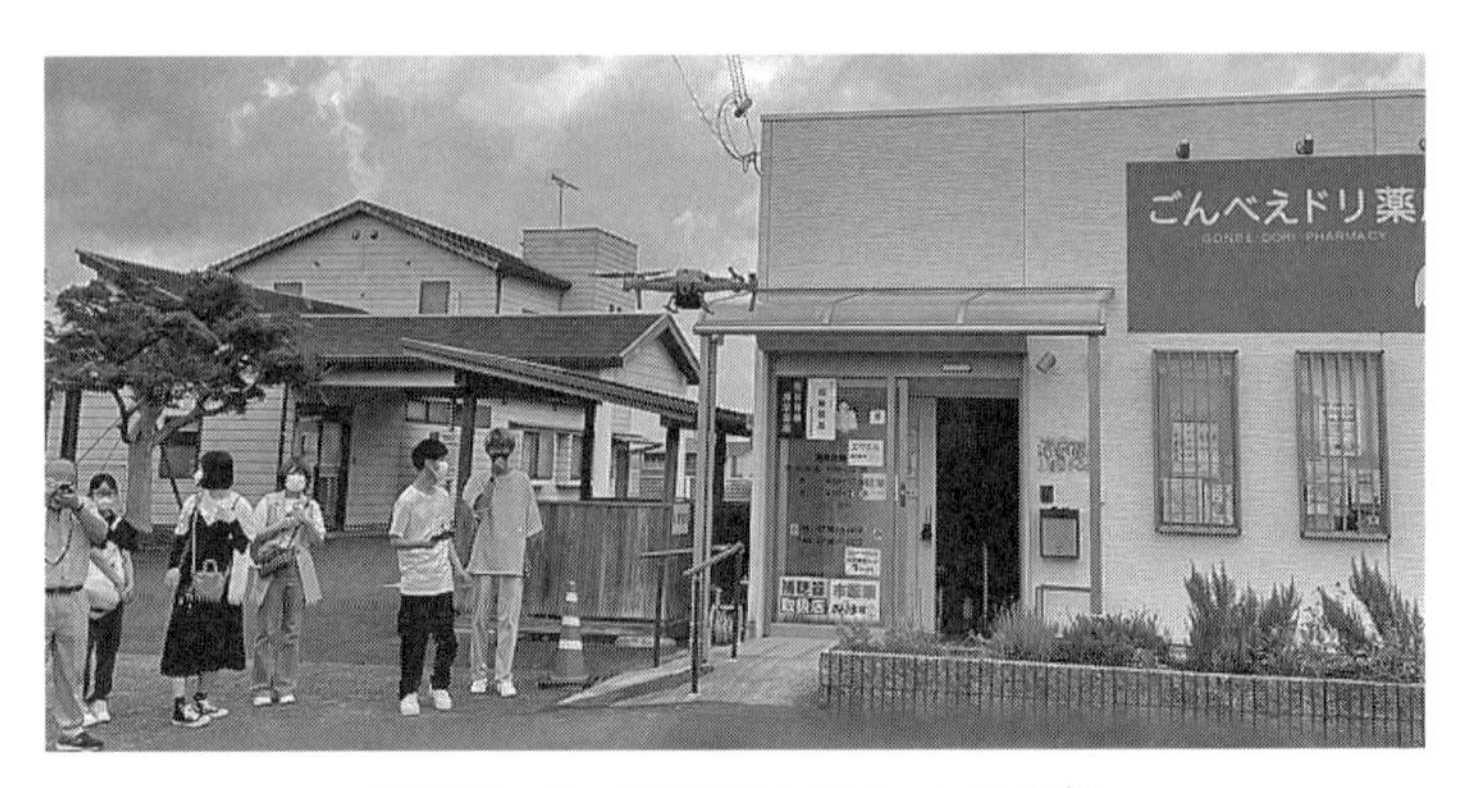

写真26－3　薬局前でドローンの準備

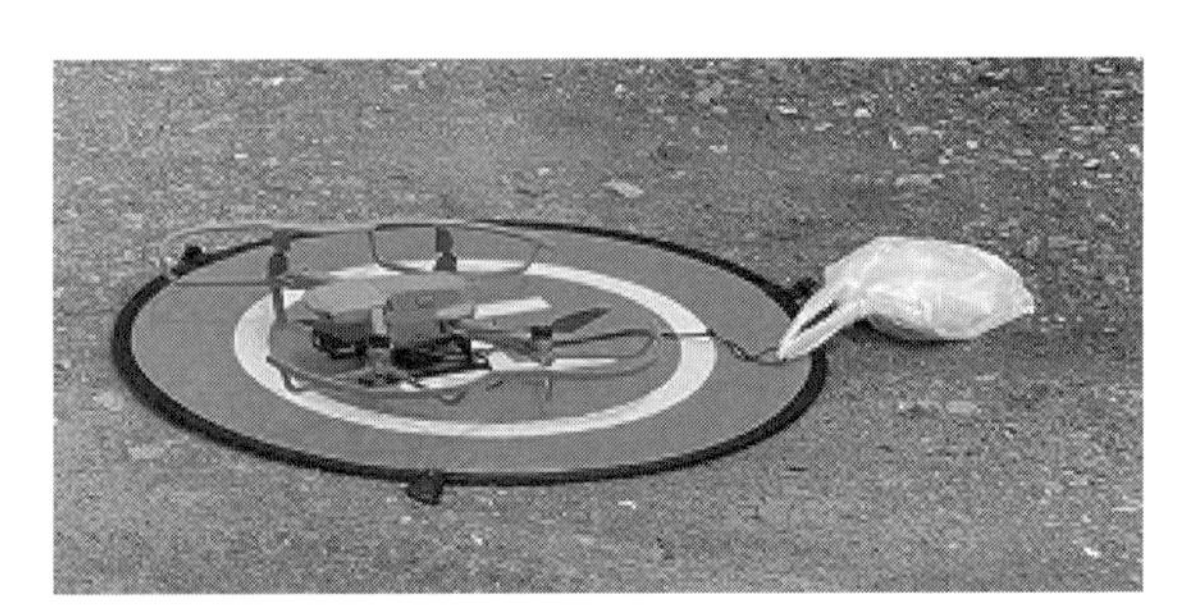

写真26－4　薬を装着したドローン

る地域が多く、飛行不可能な区域が多いですが、かつらぎ町はその点においてもドローンによる薬の配送実験に適した地域といえます。

連携アプリは阪南大学経営情報学部の前田利之教授のご協力により開発しています。実証実験の第1弾は、かつらぎ町の在支診と阪南大学保健室の看護師を連携アプリを通してつなぎ、患者役の学生が診察を受ける形で実施しました。続く第2弾では、同町の在支診とグループホームをつないで

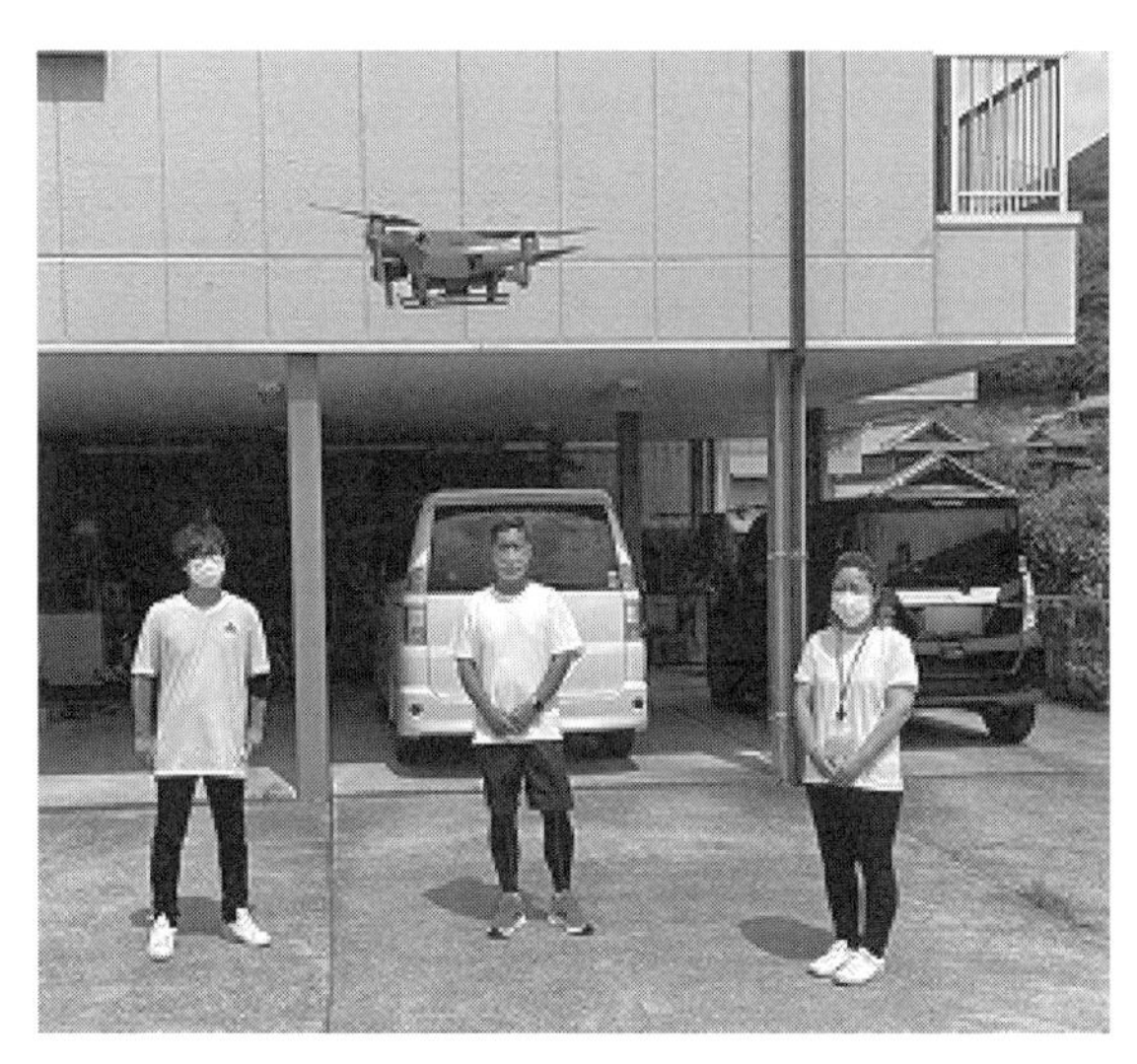

写真26－5　ドローンを待つ施設職員の皆さん

オンライン診療の実証実験しました（写真26－1～2）。そして第3弾は、同町にある薬局から訪問介護ステーションへ、薬をドローンで配送する実証実験を行いました（写真26－3～5）。これらの実証実験により見出された課題は、今後のアプリ開発やドローンでの薬の配送に役立つことと思います。

また、連携アプリの利用により、患者、医師、訪問看護師、訪問看護ステーション、それぞれにメリットが生まれます。在宅患者にとっては、待ち時間が存在しないことでストレスが減少すること、地方や僻地においてもオンライン診療によって医師から診察を受けられ、安定した医療サービスの提供が受けられること、そして訪問看護師のみの通常の訪問看護からオンライン診療のD to P with Nへ移行させることにより、病状への速やかな対処が期待できることなどがあげられます。

一方、医師にとっては、患者宅までの移動時間が不要になることで、診察や治療など医師本来の業務に専念できること、そして医師の過重労働を軽減することなどがメリットとしてあげられます。また、訪問看護師においては、医師の到着を待つといった無駄な時間が減少してストレスが軽減すること、医師のオンライン診療が加わることでさらに適切な医療サービスを提供できることなどがあげられます。また、訪問看護ステーションにおいては、医師との連携により在宅医療の患者が増加することで収入増加が期待できるというメリットもあります。

3 「看取り難民」を心配する必要がない社会の実現に向けて

こうしたメリットを在宅医療に携わる医療関係者たちに感じてもらい、在宅医療における労働投入量当たりの生産性（ここでは、在宅医療を支える医療関係者1人当たり、または1時間当たりの働きがどれだけの成果を生み出しているかということ）の向上を図ることができれば、将来的に必要といわれている医療福祉分野における就業者数を抑えることができるのではないかと考えています。前章において、厚生労働省は2040年度の医療福祉分野における就業者数は計画ベースで1065万人が必要になると予測していることを述べました[5]が、この計画ベースの数値以外に医療分野においてICT、AI、ロボットの活用による業務代替などにより効率化が図られたり、介護分野においてＩＣＴ等を活用することで介護職員の配置の効率化が図られたりした場合のシミュレーション結果も計算しています。２０４０年度の医療福祉分野における就業者数が計算ベースで１０６５万人であるのに対して、効率化が図られた場合のシミュレーションでの就業者数は１０１２万人で、医療福祉分野における就業者数は53万人の減少が見込まれるという結果が得られています。[6] 他職種他機関連携アプリが在宅医療における生産性の向上に貢献し、将来的に必要な終末期医療を支える医療従事者数を抑えることができれば、日本は「看取り難民」を心配する必要のない安心した社会を実現できるでしょう。

注

（1）厚生労働省保険局（2019）『「２０４０年を展望した社会保障・働き方改革本部のとりまとめ」について令和元年６月12日 第１１８回社会保障審議会医療保険部会 資料２－１』（https://www.mhlw.go.jp/content/12401000/000517328.pdf，２０２２年８月10日閲覧）。

（2）平成18年2月1日公表の面積である（https://www.town.katsuragi.wakayama.jp/reiki/reiki_honbun/k518RG00000003.html，２０２２年８月20日閲覧）。

（3）『統計でみる市区町村のすがた』（e-Stat）（https://www.e-stat.go.jp/regional-statistics/ssdsview/municipality，２０２２年８月25日閲覧）。

（4）「行政機関の保有する情報の公開に関する法律」に基づき、開示請求により近畿厚生局和歌山事務所から入手した「在宅療養支援診療所に係る報告書」を用いて算出した数値である。

（5）厚生労働省（2018）『「２０４０年を見据えた社会保障の将来見通し（議論の素材）」に基づくマンパワーのシミュレーション』（https://www.mhlw.go.jp/file/06-Seisakujouhou-12600000-Seisakutoukatsukan/0000207401.pdf，２０２２年8月10日閲覧）。

（6）厚生労働省（2018）『「２０４０年を見据えた社会保障の将来見通し（議論の素材）」に基づくマンパワーのシミュレーション』（https://www.mhlw.go.jp/file/06-Seisakujouhou-12600000-Seisakutoukatsukan/0000207401.pdf，２０２２年8月10日閲覧）。

第27章 シャドウワークに家族介護手当を！

1 今後、必要となる膨大な介護職員を確保できるのか？

ここまで、今後の在宅医療においては、在支診と訪問看護師といった他職種他機関の連携が必要で、その連携を促すための他職種他機関連携アプリを開発中であることについて述べてきました。しかしながら、こうした医療サイドからのアプローチだけで在宅医療を支えることができるのかというと、それは不可能だと思います。現行の介護関連の制度のままでは、膨大な介護職員が必要となり、マンパワーをどう確保するのかが問題になってくるからです。そこで、家族介護手当なるものがあれば、この問題を解決できるのではないかと考えています。

世の中には、要介護者を自分たちで介護してあげたいと思っている家族もたくさんいると思います。ただ、生活を維持するために介護者が働いて収入を得ないと生活が成り立たず、要介護者を入院させたり、入所させたりという選択をせざるをえない家族もいることでしょう。そんな家族のために家族介護手当があれば、家族の力でも在宅介護を支えることができるのではないでしょうか。例えば、妻が要介護認定を受けている場合において、居宅サービスも施設サービスも地域密着型サービスも利用せずに夫が妻を介護することを選択した場合には家族介護手当がもらえるというようなシステムです。

現行の制度では、妻が要介護認定を受けている場合、介護保険を用いて居宅サービス、施設サービス、地域密着型サービスを受けることができます。在宅でヘルパーに来てもらったり、デイサービスを利用したりと、要介護度に応じて決められた範囲内で居宅サービスを利用するか、介護保険施設に入所する施設サービスを利用するか、市区町村が指定した事業者による介護保険サービスである地域密着型サービスを利用するかを決めることになります。つまり、選択肢として与えられているのはすべて他者が行うサービスです。

2 現行の制度では、介護はシャドウワーク

現行の制度では、例えば夫が妻をお風呂に入れてあげることができる状況にあって、そして夫がお風呂に入れてあげたいと思っていたとしても、デイサービスを利用して食事や入浴をしてきてもらった方が楽でよいと、多くの人は思ってしまうのではないでしょうか。どうしてそう思ってしまうのか、それは、家族介護がシャドウワーク(1)だからです。シャドウワークとは、基本的に報酬を受けない仕事

のことを指し、専業主婦の家事労働などが、その代表といわれています。専業主婦が家事労働全般を引き受けることで、夫が精力的に賃労働に専念することのできる生活の基盤を維持することが可能となります。こうした報酬は受けないけれども、社会や経済の基盤を支えるために必要不可欠な労働のことをシャドウワークとよびます。家族介護も、まさにこのシャドウワークにあたります。

専業主婦の家事や育児がシャドウワークであると盛んにいわれていたのは、今ほど共働き世帯が多くない頃で、育児を楽しんで積極的に実践するイクメンという言葉もない時代です。当時、仮に専業主婦のシャドウワークを給料に換算したらかなりの金額になるともいわれており、シャドウワークは、どちらかというとマイナスイメージの言葉として使われてきました。介護保険ができるまで、家族介護も専業主婦の家事労働と同様に、シャドウワークとして報酬も受けずに行われ続けてきたのです。つまり、介護保険ができたことで、これまで要介護者の介護全般を家族だけで行ってきた人たちは、介護保険で受けられるサービスの部分に関してはシャドウワークから解放されたことになり、それ自体は、とてもよいことだと思います。

しかし、居宅サービスか、施設サービスか、地域密着型サービスか、すべて他者が行うサービスしか選択できない現行の制度では、実は家族でできる介護もすべて外注したくなるようなシステムとして構築されているように感じます。もし、選択肢の中に家族介護手当なるものがあるのならば、要介護者を家族でケアしていきたいと思っている家族は、家族介護手当をもらいつつ、要介護者のお世話ができるのではないでしょうか。要介護者を抱える家族の中には、きっと、家族を自分たちの手で介護していきたいと思っている人たち、そして介護環境として家族による介護が可能な人たちはいると思います。外で仕事をして収入を得ないと生活基盤が維持できないような場合においても、シャドウワークではなく、家族介護手当が収入になるのなら、外で働く時間を減らして要介護者とともに過ごす時間に充てることができます。そして、そうした家族による介護を在宅医療で下支えすることで在宅での療養を継続できる要介護者もきっといるのではないかと思います。

3 家族介護手当を導入している地方自治体がある

実は、地方自治体レベルでは、本章で提案している家族介護手当を実際に導入しているところがあります。「家族介護慰労金」や「ねたきり高齢者福祉手当」、「寝たきり老人等介護手当」など各自治体によって名称も様々で、支給条件も異なっていますが、比較的、要介護度が重い場合に支給されています。しかし、本章で提案している家族介護手当は、要介護度が重くない場合にも支給することを想定しています。要介護度が軽い場合は家族介護手当の金額を少なくし、要介護度が重くなるにつれて金額を多くすることで、それぞれの家族の介護環境、そして家族内のマンパワーを踏まえて、居宅サービスや施設サービス、地域密着型サービスを利用した方がよいのか、利用せずに家族介護手当を

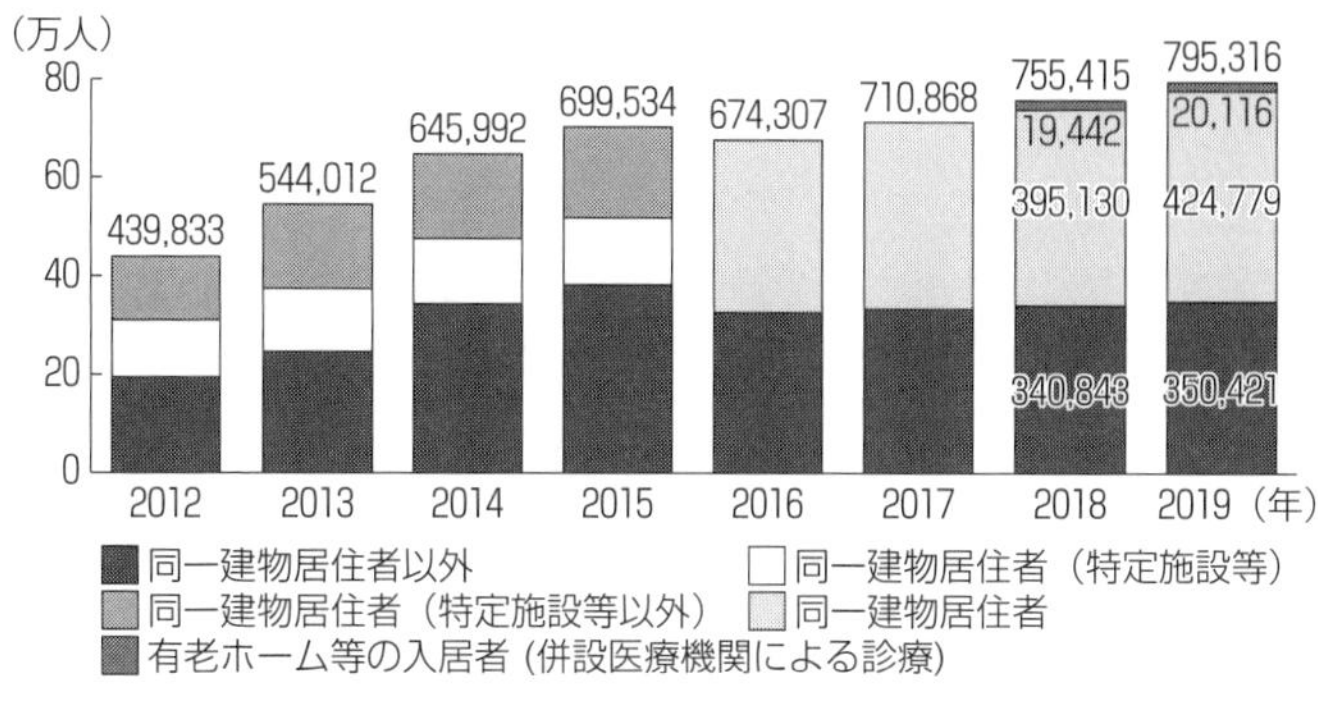

図27－1　訪問診療料の算定患者数

（注） 月に１回でも訪問診療（主治医による診療）を受けた患者は，2019年時点で約80万人に上った．なお，訪問診療や訪問看護の報酬が包括される在宅がん医療総合診療料を算定する患者（2019年は3689人）はこの中に含まれない．社会医療診療行為別統計・診療行為の状況（第３表）を基に作成．

（出所） 日経 BP 社（2020）『日経ヘルスケア』2020年８月号，p. 62.

選択するのか、選ぶことができるようにするためです。

もちろん、介護地獄に陥るほどの家族介護を推奨しているわけではありません。あくまでも、それぞれの家族の可能な範囲で、そして要介護者と穏やかに過ごす時間をより長くしたい人たちのための家族介護手当の提案であり、そういう人たちに一つ、選択肢が増えるようにという提案です。家族介護は限界いっぱいまで続けるものではなく、いつでも状況に応じて、その家族にあった介護保険によるサービスへの切り替えができることを前提に置いておくことが大切です。

図27－1は、月に1回以上訪問診療を受けた患者数の推移を表しています。1カ月の間に主治医による訪問診療を受けた患者数は年々増加傾向にあり、２０１９年では在宅患者数が約80万人に達

していることがわかります。在宅患者数は２０４０年に向けて、今後ますます増加することが予想されます。厚生労働省は、２０４０年度に介護職員が約２８０万人必要になり、２０２１年時点と比べると約69万人が不足すると推計しています。そして、介護職員は２０２１年時点でも人手が足りないが、２０４０年までに人手不足がさらに深刻化する見通しであることを公表しています。[2] 介護をする人的資本、これを介護力といいますが、日本の介護力はすでに不足している状態です。そして今後も、少子化の影響を受けて労働力人口は減少の一途を辿ることになります。海外から介護職員として外国人を受け入れるにしても、コロナ感染症をはじめとする不確定要素により、介護力の不安定さがますます増加することは否めません。この不足する介護職員の仕事量をシャドウワークという形ではなく家族介護手当を支給する形でもって家族介護で補うことができるなら、「看取り難民」を出さない社会を実現できるのではないでしょうか。

注

（1） イヴァン・イリイチによる造語。アンペイドワークとよぶ人もいる。
（2） 『朝日新聞』２０２１年7月19日 朝刊 3ページ 総合3面。

第28章 老々介護に期待できないこれからの日本

1　日本の結婚事情は、今後の介護の形態にも影響を与える

以前に、講演会をしたとき、聴講されていた方に「先生は、老々介護についてどう思いますか？」と聞かれたことがあります。厚生労働省によると、要介護者と同居の主な介護者の年齢が60歳以上同士、65歳以上同士、75歳以上同士のすべての場合で、毎年、右肩上がりにその割合が増加しており（図28－1）、この20年間、老々介護が一貫して増加してきていることがわかります。このまま増え続けるとどうなるのだろうと思われる人も多いかと思います。

しかしながら、この傾向、今の日本の結婚事情をみると、いつまでも続かないことは明らかです。現在の生涯未婚率の高さがそのことを物語っています。生涯未婚率とは50歳時の未婚割合のことで、50歳時点で1度も結婚したことがない人の割合を指しています。『令和2年版 少子化社会対策白書』によると、1970年の生涯未婚率は男性1・7％、女性3・3％で、男女ともにほとんどの人が結

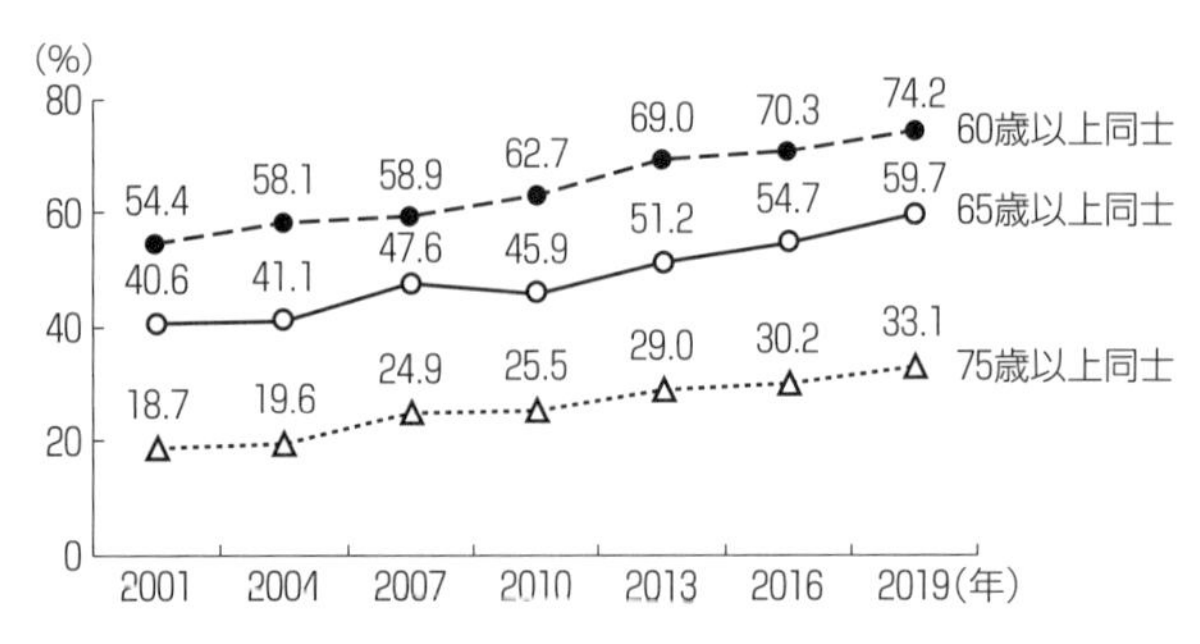

図28－1　要介護者等と同居の主な介護者の年齢組合せ別の割合の年次推移

（注）2016（平成28）年の数値は，熊本県を除いたものである．
（出所）厚生労働省（2019）「国民生活基礎調査」(https://www.mhlw.go.jp/toukei/saikin/hw/k-tyosa/k-tyosa19/dl/05.pdf，2021 年4月5日閲覧)．

婚していたことがわかります。しかし、２０１５年をみると、どうでしょう。男性は23・4％、女性は14・1％と生涯未婚率がかなり上昇してきており、２０４0年時点での推計値では男性が29・5％、女性が18・7％となっています（図28－2）。今から20年後には、男性の約3割、女性の2割弱が50歳時において1度も結婚していないと予測されているのです。また、現在、日本では結婚した人の約9割が恋愛結婚ですが、「恋人として交際した人がいない」と回答した20～30代の独身の女性は24・1％、独身の男性は37・6％であることが報告されています。特に、交際経験がない20代の男性は4割近くとなっており[1]、日本の結婚事情が好転する要素は見当たらないのが実情といえます。

そして、生涯結婚しないということは老々介護を支える家族がいないということを意味します。今の老々介護を支えているのは、高齢の夫が高齢の妻を介護す

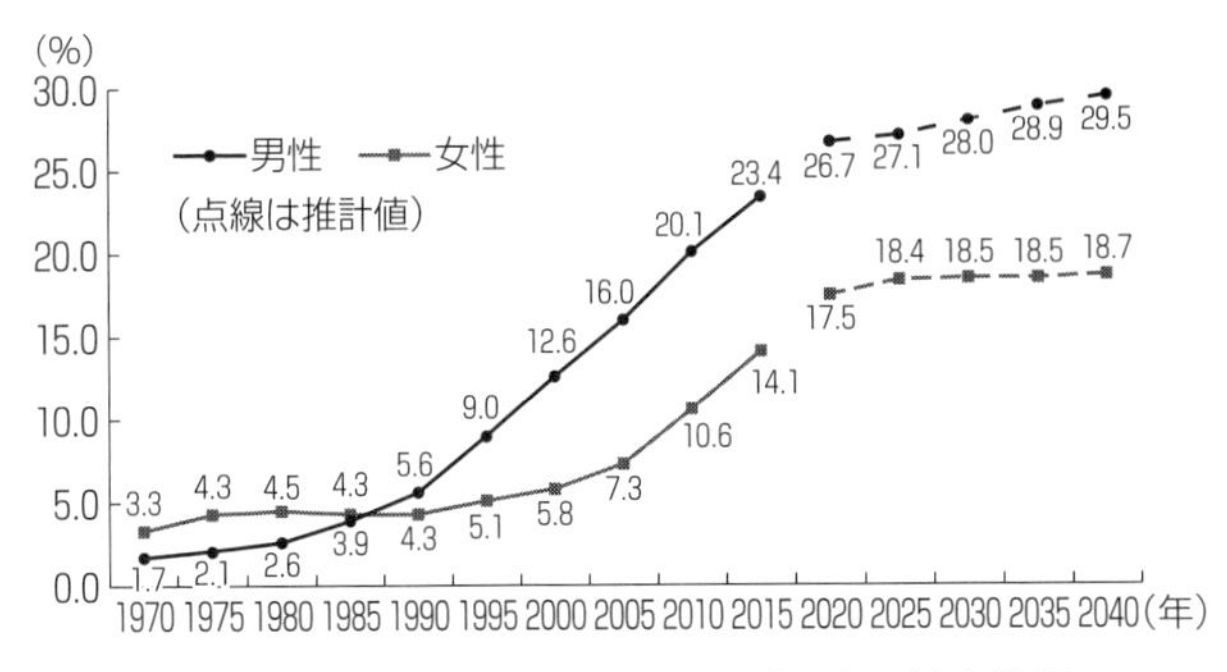

図28－2　50歳時の未婚割合の推移と将来推計

（注）1970年から2015年までは各年の国勢調査に基づく実績値（国立社会保障・人口問題研究所「人口統計資料集」），2020年以降の推計値は「日本の世帯数の将来推計（全国推計）」（2018年推計）より，45～49歳の未婚率と50～54歳の未婚率の平均値.

（出所）内閣府（2020）「令和２年版 少子化社会対策白書」（https://www8.cao.go.jp/shoushi/shoushika/whitepaper/measures/w-2020/r02pdfhonpen/pdf/s1-3.pdf，2021年４月５日閲覧）.

る、高齢の妻が高齢の夫を介護する、高齢になった子ども、もしくは子どもの配偶者がさらに高齢の親を介護するケースです。今、老々介護が成立しているのは、今の高齢者の人々が結婚した当時、結婚を選択せずに未婚のままという人はそれほど多くはなかった時代だったからともいえます。

図28－3の性・年齢階級別にみた介護予防サービス・介護サービスの受給者数および人口に占める受給者数の割合をみると、80歳未満では介護予防サービス・介護サービスを利用している人の割合は1割もいませんが、80歳を境に介護の必要性が徐々に上がってくることがわかります。それでは、介護の必要性が上がってくる年齢に当たる80～84歳の人の婚姻状態はどうなっているのでしょうか。図28－3は２０１９

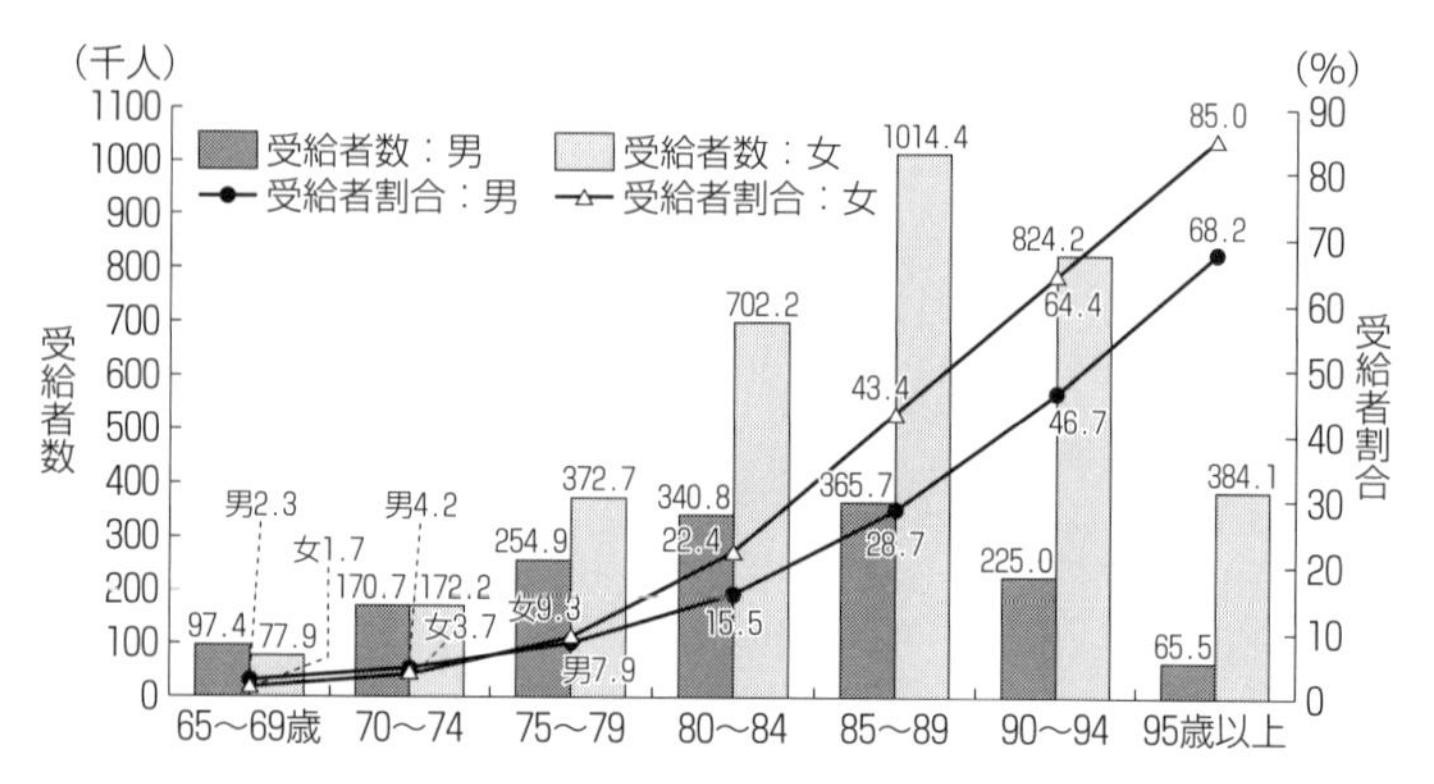

図28－3　65歳以上における性・年齢階級別にみた介護予防サービス・介護サービスの受給者数および人口に占める受給者数の割合

（注1）　性・年齢階級別人口に占める受給者割合（%）＝性・年齢階級別受給者数／性・年齢階級別人口×100

（注2）　人口は，総務省統計局「人口推計 令和元年10月1日現在（人口速報を基準とする確定値）」の総人口を使用した．

（注3）　令和元年11月審査分．

（出所）　厚生労働省（2019）「令和元年版 介護給付費等実態統計の概況」（https://www.mhlw.go.jp/toukei/saikin/hw/kaigo/kyufu/19/dl/02.pdf，2021年7月19日閲覧）．

年11月の数値ですから、その時点で80～84歳の人の生涯未婚率をみる場合、80～84歳の人が50歳時点、つまり約30年前の1990年の生涯未婚率をみればわかります。そして、図28－2における1990年の生涯未婚率は男性が5・6%、女性が4・3%で80～84歳の人のほとんどが結婚していることがわかります。85～89歳では、介護予防サービス・介護サービスの受給者数が最も多くなり、男性で43・4%、女性で28・7%の人が介護予防サービス・介護サービスを利用していますが、85～89歳の人が50歳時点である約35年前の1985年の生涯未婚率をみると、男性が3・9%、女性が4・3%で、同様にほとんどの人が結婚しています。今、老々介護が成り立っているのは、ちょうど介護の必要性が高くなる時期に差しかかる人たちの大部分が結婚していたからということになります。

2　2040年のさらなる未来には、新しい介護の在り方が必要

日本は今後、今のような老々介護の状況とは大きく違ってくることが予想されます。未来における生涯未婚率の高さからみて、結婚しない人が増えることで、そもそも夫婦間の介護というものが成立しません。しかも、日本は先進国の中でも非嫡出子の割合がかなり低い国です。非嫡出子とは、法律上の婚姻関係にない男女間に生まれた子を指しており、非嫡出子の割合が低いということは、養子縁組を除いては結婚しない限り子どもをもてないことになります。つまり、未婚者においては、夫婦間の介護のみならず、子どももしくは、子どもの配偶者による介護も成立しません。生涯未婚のままでいる人が増えることで、今のような老々介護が成立しない時代へと移行していくのです。

さらに、近年の出生率の低さをみても、家族介護の難しさが垣間見えます。図28－4は出生数および合計特殊出生率の年次推移を表したグラフです。合計特殊出生率とは、一人の女性がその年齢別出生率で一生の間に生むとしたときの子どもの数を表しています。1947～1949年の第一次ベビーブームと1971～1974年の第二次ベビーブームでは、出生数が多くなっていますが、第二

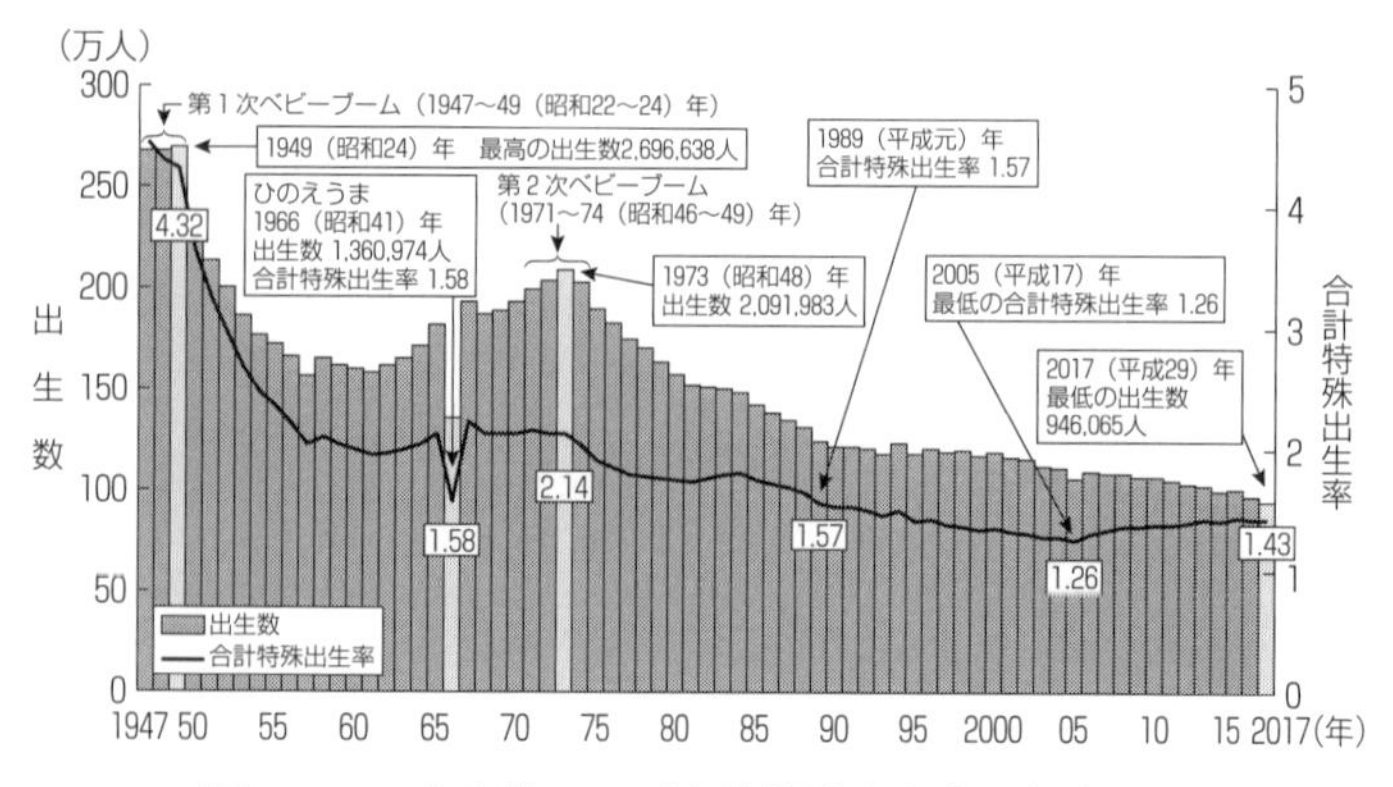

図28－4　出生数および合計特殊出生率の年次推移

（資料）　厚生労働省「人口動態統計」.

（出所）　内閣府（2019）「令和元年版 少子化社会対策白書」(https://www8.cao.go.jp/shoushi/shoushika/whitepaper/measures/w-2019/r01pdfhonpen/pdf/s1-2.pdf, 2021年４月５日閲覧).

次ベビーブーム以降は緩やかに減少し続けています。合計特殊出生率でみても第一次ベビーブームの１９４９年が４・32でピークでしたが、それ以降は減少傾向であることがみてとれます。これは一人の女性が一生の間に生む子どもが少なくなってきていることを意味しており、介護の担い手としての子どもは減少し、子どももしくは、子どもの配偶者に家族介護を期待できなくなることが容易に想像できます。日本は、結婚しない人が増えること、そして、夫婦間に生まれてくる子どもが減っていること、この２つの理由により、家族介護に依存できない時代の到来が加速度的に進行しているのです。

２０１９年の『国民生活基礎調査』によると、介護者の要介護者との続柄は「配偶者」が23・8%、「子」が20・7%、「子の配偶者」が７・５%

でこれらを合計すると50％を超えます。(2) 半数以上の人が結婚したことで生じる続柄の人による介護、つまり家族介護に支えられていることがわかります。しかし日本は今後、結婚事情や出生の状況により、家族介護への依存が現在ほどは見込めなくなり、老々介護が成立しなくなることが予想されます。

今、日本は団塊の世代（第一次ベビーブームの時期に生まれた世代）がすべて75歳以上となる２０２５年、そして死亡者数がピークを迎える２０４０年に向けて、医療および介護の提供体制を整えている段階であり、終末期において医療機関から自宅へ促すように制度、政策がつくられているところです。しかし、そのもっと先の未来においては、家族介護に代わる新しいシステムの構築が必要となる時代がやってくるといえるでしょう。

注

（1） 内閣府男女共同参画局（2022）『男女共同参画白書 令和４年版』（https://www.gender.go.jp/about_danjo/whitepaper/r04/zentai/html/honpen/b1_s00_02.html，２０２２年８月23日閲覧）。

（2） 厚生労働省（2019）『国民生活基礎調査』（https://www.mhlw.go.jp/toukei/saikin/hw/k-tyosa/k-tyosa19/dl/05.pdf，２０２２年12月28日閲覧）。

あとがき

ある医療従事者の方に聞いた話です。在宅医療を受けている患者さんの終末期における望みは、海外旅行に行きたいとか、お金が欲しいとか、異性にモテたいとか、そういうものではなくて、「ささやかな日常」、これを多くの方が望んでいると。諦めたくない「ささやかな日常」は誰にでもあると思います。そして筆者の場合は、美味しいビールを最期まで飲むことが、その「ささやかな日常」です。筆者のこの「ささやかな日常」の実現可能性を上げるために、今、どういう医療体制が必要か、この先の医療体制を維持するために今、やらなければならないことは何かについて、筆者の考えを伝えたいという思いが本書の執筆につながっています。

本書では、終末期医療におけるこれまでの背景、経緯、現状を明らかにすることで、現時点の課題を掘り起こしていく構成になっています。そうした中で、誰一人として「看取り難民」にならないためにできることは何だろうという課題を発見し、その課題に対してデータ分析に基づくエビデンスを提示した上で、今、できることの提案を行っています。そして、その提案に基づき、実際に行った実証実験のプロセスも本書に綴っています。

筆者が、そもそも在宅医療の研究を始めるきっかけとなったのは、当時、筑波大学システム情報工学研究科の教授であった吉田あつし先生に医療、介護の研究を一緒にやってみないかと誘われたことです。本書の中でも執筆していますが、医療療養病床と介護療養病床は、何をもって選択されているのかについて、統計学的手法を用いて解明したいという着眼点で研究をスタートさせました。その後、吉田先生の視点は在宅医療へと移っていき、共同研究は在宅看取りを研究ターゲットにする方向へシフトしていきました。そして、「在宅療養支援診療所の在宅看取り数に関する費用効率性」をテーマに財団から助成金を受けて研究を開始してすぐのこと、吉田先生の訃報が届きました。がんであることが判明してから2カ月も経たずして、「一研究者としては未来が欲しかった」という言葉を残して逝ってしまわれたのです。筆者は、吉田先生が情熱をかけていた在宅医療の研究を引き継ぐことにしました。ただ、研究の構想などについて、詳細にお話をお聞きできなかったことが、今となっては心残りです。

本書には吉田先生との研究はもちろんのこと、これまで筆者が共同研究として行ってきたいくつかの研究における基本的なアイディアや分析も多く含まれています。日本福祉大学経済学部の遠藤秀紀先生、阪南大学経済学部の村上雅俊先生、兵庫医科大学薬学部の西田喜平次先生には、共同研究者として論文執筆や研究会報告において研究上のアドバイスを数々ちょうだいしました。また、本書の第13章で用いた図版は、公益財団法人 在宅医療助成 勇美記念財団、『一般公募 2013年度助成実績最終報告書』の「在宅療養支援診療所の在宅看取り数に関する現状と課題」で遠藤秀紀先生が作成したものを基に作成しています。

さらに、本書に登場する他職種他機関連携アプリの開発には阪南大学経営情報学部の前田利之先生のお力もいただいております。連携アプリを実際に使用する実証実験では、和歌山県伊都郡かつらぎ町の前田医院とグループホーム太陽の家にご協力を仰ぎ、ドローンによる薬の配送の実証実験では、同町のごんべえドリ薬局かつらぎ店と訪問介護ステーションおやつにご協力いただきました。そして、ドローン教習所えんｄｏ京都校の遠藤隆恭講師には、ドローンの様々な登録に関してご教授いただいた上に、実験に参加したゼミ生にドローンの基礎から特訓していただき、本当に多くのご尽力を賜りました。また、これらの実証実験は、実際に現地に同行して活動してくれた西本ゼミ生、そして阪南大学保健室の看護師さんの協力なしには成しえなかったと思います。ここに記して、感謝申し上げます。

また、筆者は奇しくも3年間、筆者が所属する阪南大学で社会連携委員長を仰せつかっていた時期があり、立場上、数々の社会連携活動を目にしてまいりました。このことも本書執筆に大きく影響しています。社会連携活動とは、地域社会等とともに大学における研究シーズや知的財産等を活用した社会の課題解決に向けた取り組みのことです。これまでの筆者の研究手法は、経済的事象に関して問題提起をし、理論モデル・仮説を設定、データの収集と整理を行ってから実証分析へと進みます。そして、分析結果について経済学的解釈を行った後に政策提言という流れになります。つまり最後は、制度、政策のここがうまく機能していないので、こうした方がよいですよということを、分析結果をエビデンスとして提案するところで終了することがほとんどです。しかし、社会連携活動をターゲットとして行っている研究をみて、筆者も政策提言のみで終了するのではなく、その先の社会貢献をも含めた研究活動へと視野を広げられるのではないかと考えるようになりました。本書では、社会貢献の実践を目指し、実際に連携アプリを使用した実証実験、ドローンによる薬の配送の実証実験のプロセスも綴っています。

本書にまとめられた論考は、『文部科学省科学研究費補助金 基盤研究(C)』の2019~2023年度「終末期医療における制度、政策に関する実証分析」、2014~2018年度「在宅療養における看取りに関する実証的研究」、2007~2009年度「介護休業制度、介護保険に関する実証分析」、そして、2013年度『公益財団法人 在宅医療助成 勇美記念財団 研究助成金（在宅医療研究への助成）』の「在宅療養支援診療所と在宅看取りに関する現状と課題」、2011年度『財団法人 ファイザーヘルスリサーチ振興財団 研究助成金』の「在宅療養支援診療所の在宅看取り数に関する費用効率性」、2008年度『財団法人 二十一世紀文化学術財団 学術奨励金』の「療養病床における介護型と医療型の選択要因」、2006年度『財団法人 簡易保険文化財団 研究助成金』の「高齢者における慢性疾患による入院の費用効用分析」による調査、研究の成果です。また、本書の刊行に際しては、阪南大学叢書として出版助成を受けました。関係者各位に心より感謝申し上げます。

最後に、日本が「治す医療」から「治し、支える医療」への転換を進めるにあたって、重要なキーワードとなるのは在宅医療です。できる限り、住み慣れた地域で必要な医療・介護サービスを受けつつ、安心して自分らしい生活を実現できる社会を目指しています[1]。そして、国民も住み慣れた我が家で穏やかな最期を望んでいる人が多くいます。本書には、在宅看取りがスムーズに行われるようなシステムづくりと環境づくりを構築することで、「看取り難民」を出さない安心できる未来へつながりますようにという願いが込められています。

２０２２年12月

西本真弓

注

（1） 厚生労働省（2013）『在宅医療・介護連携の推進について 第32回社会保障審議会医療部会 平成25年9月13日 資料3』(https://www.mhlw.go.jp/file/05-Shingikai-12601000-Seisakutoukatsukan-Sanjikanshitsu_Shakaihoshoutantou/0000023381.pdf, ２０２２年10月20日閲覧)。

初出一覧

第4章　医療療養病床と介護療養病床の入院費は、どちらが高い？

「医療療養病床と介護療養病床の選択要因――ある療養病床を有する病院の事例から――」（吉田あつしとの共著）、『医療と社会』（医療科学研究所）、19(3)、2009年、pp. 221-233。

第5章　医療療養病床と介護療養病床の選択は経済的インセンティブで決まる！

「医療療養病床と介護療養病床の選択要因――ある療養病床を有する病院の事例から――」（吉田あつしとの共著）、『医療と社会』（医療科学研究所）、19(3)、2009年、pp. 221-233。

「さまよえる高齢者の現実――療養病床を持つ病院の個人データからみえてくるもの」、清水哲郎編『高齢社会を生きる――老いる人／看取るシステム』東信堂、2007年、pp. 141-164。

「さまよえる高齢者の現実――療養病床を持つ病院の個人データからみえてくるもの」『阪南大学産業経済研究所年報』36、2008年、pp. 32-33。

第6章　要介護度によって病院収入はどれくらい違うのか？

「高齢者の医療と介護」『阪南大学産業経済研究所年報』38、2009年、pp. 29-30。

「療養病床における介護型と医療型の選択要因」報告書（研究分担者：吉田あつし、佐藤伸彦）、2008年度

『財団法人　二十一世紀文化学術財団　学術奨励金』。

第7章　要介護度が重い患者の生存率は？　寝たきり度は？　認知症度は？

「さまよえる高齢者の現実――療養病床を持つ病院の個人データからみえてくるもの」、清水哲郎編『高齢社会を生きる――老いる人／看取るシステム』東信堂、2007年、pp. 141–164。

第8章　療養病床は患者の医療の必要性で選択されているのか？

「さまよえる高齢者の現実――療養病床を持つ病院の個人データからみえてくるもの」、清水哲郎編『高齢社会を生きる――老いる人／看取るシステム』東信堂、2007年、pp. 141–164。

「療養病床における介護型と医療型の選択要因」報告書（研究分担者：吉田あつし、佐藤伸彦）、2008年度『財団法人　二十一世紀文化学術財団　学術奨励金』。

第11章　地域の在宅療養支援診療所数に影響を与える要因

「地域の在宅療養支援診療所数に影響を与える要因――都道府県データを用いた実証分析――」（西田喜平次との共著）、『厚生の指標』（厚生労働統計協会）、66(4)、2019年、pp. 22–28。

第12章　在宅看取りで日本が目指すもの、国民の希望、そして現状は？

「大阪府と富山県における在宅看取りの現状」『阪南大学産業経済研究所年報』42、2014年、pp. 56–62。

第14章　在宅療養支援診療所における看取りは目的通り機能しているのか？

「在支診における看取りは目的どおりに機能しているのか？——大阪府在支診の個票データによるアプローチ——」（村上雅俊との共著）、『阪南論集 社会科学編』52(2)、pp. 151-167。

第16章　在宅看取りが多くなることで、入院における診療費を抑えることができるのか？

「在宅療養支援診療所の在宅看取り数に関する費用効率性」『第20回ヘルスリサーチフォーラム及び平成25年度研究助成金贈呈式　ヘルスリサーチ20年——良い社会に向けて—講演録—』（公益財団法人 ファイザーヘルスリサーチ振興財団）、２０１４年、pp. 125-130。

索　引

〈アルファベット〉

〈ア　行〉

〈カ　行〉

《著者紹介》

西本真弓（にしもと　まゆみ）

2004年3月　大阪府立大学大学院経済学研究科経済学専攻博士後期課程修了
経済学博士（大阪府立大学，2004年3月）
現在，阪南大学経済学部教授

主要業績

「さまよえる高齢者の現実——療養病床を持つ病院の個人データからみえてくるもの」清水哲郎編『高齢社会を生きる——老いる人／看取るシステム』東信堂，2007年，第6章（西本真弓担当）
「地域の在宅療養支援診療所数に影響を与える要因——都道府県データを用いた実証分析——」西本真弓・西田喜平次，厚生労働統計協会『厚生の指標』66(4)，2019年
「医療療養病床と介護療養病床の選択要因——ある療養病床を有する病院の事例から——」西本真弓・吉田あつし，医療科学研究所『医療と社会』19(3)，2009年

看取り難民にはなりたくない
——最期まで美味しくビールを飲むために——
阪南大学叢書 122

2023年3月30日　初版第1刷発行　　＊定価はカバーに表示してあります

著　者　西本真弓©
発行者　萩原淳平
印刷者　江戸孝典

発行所　株式会社　晃洋書房
〒615-0026　京都市右京区西院北矢掛町7番地
電話　075（312）0788番(代)
振替口座　01040-6-32280

装幀　吉野 綾　　印刷・製本　共同印刷工業(株)
ISBN978-4-7710-3742-7

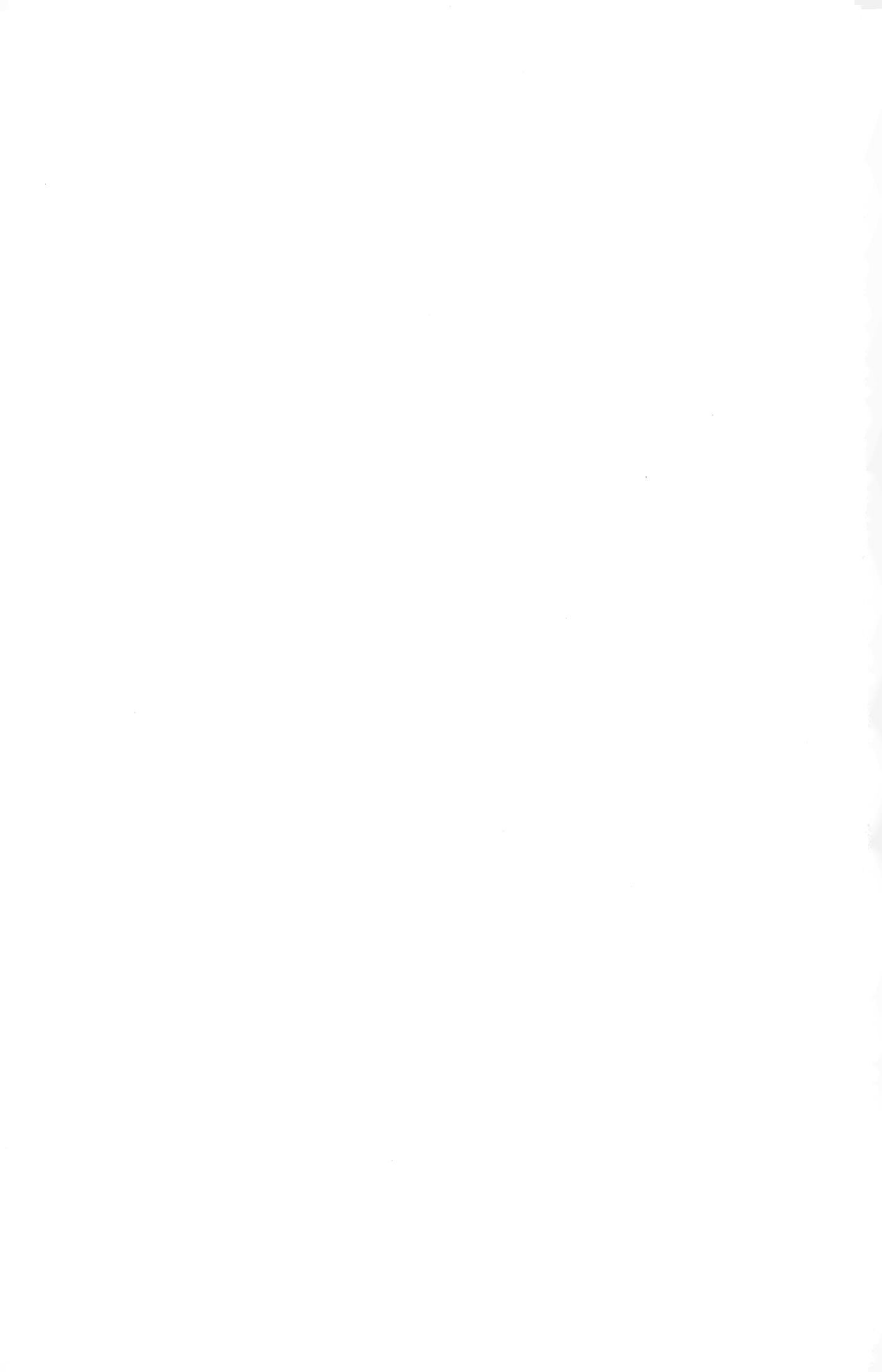